正しく理想的な姿勢を取り戻す

姿勢の教科書

首都大学東京大学院教授
理学療法士・医学博士
竹井 仁 著

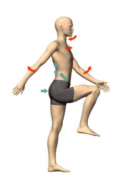

ナツメ社

はじめに

　みなさんは自分の立ち姿勢や座り姿勢を気にしたことはありますか？

　自分にとって楽な姿勢が、良い姿勢とは限りません。むしろ悪い姿勢が習慣付いていることのほうが多いのです。「楽な姿勢＝良い姿勢」とは限らないのです。

　姿勢は人生を映し出す鏡です。子供の頃から今までを振り返ってみましょう。

　机の蛍光灯が左にあったか右にあったか、髪の毛をどちらから分けていたか、畳で座る姿勢として左の横座りが多かったか、右の横座りが多かったか、あぐらだったか、寝る姿勢として右を下にするのと左を下にするのでどちらがやりやすいか、椅子に座っていてどちらの足を組むクセがあったか、食卓の自分の席とテレビの位置関係はどうだったか、スマホやゲームをしているときに背中が丸まっていないか、電車の座席に座る姿勢でお尻が前に滑り出ていないか、就業時の座位姿勢あるいは立位姿勢はどうなっているか、仕事の窓口で自分はお客様の左側から対応するか右側から対応するか、自動車運転時のハンドルを持つ姿勢やバックをするときの姿勢はどうか、椅子から立ち上がる際に右足と左足のどちらに体重をかけるクセがあるか、立っているときにどちらの足を前に出した休みの姿勢をとるのが楽か、ショルダーバッグを右肩と左肩のどちらに下げるのが楽か、歩くときに

カバンを持った側の手は持ってない側の手と同じように前後に振れているか、……などなどが、知らず知らずに今の自分の姿勢に影響を与えているのです。

　また、既往歴として捻挫・打撲・肉離れ・骨折・腰痛などが加わるたびに、身体にはそのケガの部分を補おうとして、他の筋・筋膜や関節に負担が生じ、それも姿勢に影響してきます。さらにはスポーツや趣味を行っているときの姿勢特性も加わり、今のあなたの姿勢が形作られてきてしまったのです。つまり、無意識のうちに今の姿勢が自然に作られてしまったのです。そしてそれは決して良い姿勢とは限りません。

　楽だけど悪い姿勢を治すためには、自分の偏った姿勢を知り、その姿勢を正すために意識を変革する必要があるのです。そして、治療者は、その人の不良姿勢を評価し、修正することのできる能力が必要となるのです。

　本書では、正しい理想的な姿勢を取り戻すためのさまざまな知恵を紹介しています。あなたが自分自身で姿勢を修正するにせよ、治療者が修正してあげるにせよ、不良姿勢を改善して、正しい姿勢で正しい運動パフォーマンスを発揮できるようになることが大切なのです。本書が、その手助けになることを願っています。

竹井　仁

本書の構成と使い方

本書は7章で構成されており、それぞれ次のような内容になっています。
姿勢を修正するためのエクササイズは第5章以降で解説していますが、
エクササイズの効果など、その基礎となる知識は第1～4章で解説しています。
初学者の方は第1～4章から順番に読むことをおすすめします。

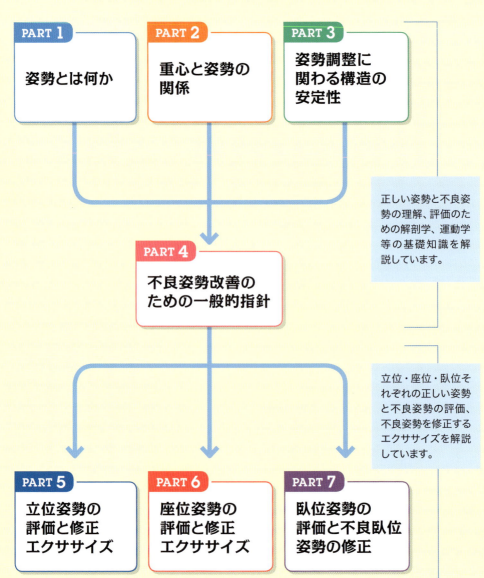

基礎知識 のページ

不良姿勢を修正するエクササイズを掲載したページを表しています。

本文は図やイラストとあわせて読み進めてください。理解が一層深まるはずです。

覚えておきたい重要語句は色文字になっています。内容を理解するうえではもちろん、エクササイズを指導する際にもよく用いられます。

本文に出てきたキーワードを解説しています。

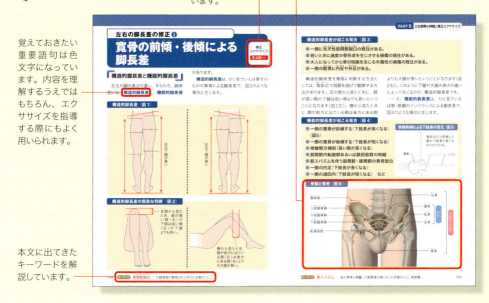

エクササイズ のページ

筋力の増大など、不良姿勢改善のエクササイズをイラストを使って解説しています。

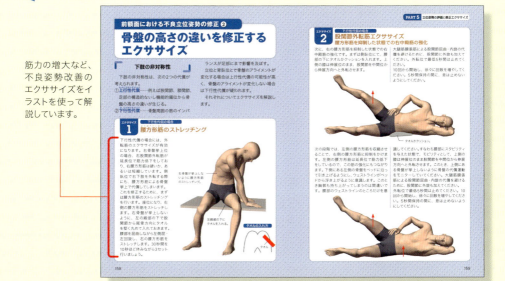

CONTENTS

はじめに ……… 2　　本書の構成と使い方 ……… 4

PART 1 姿勢とは何か

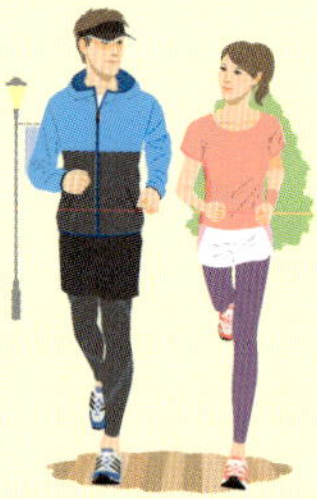

そもそも「正しい姿勢」とは？
姿勢の定義と不良姿勢 ……… 14

二足歩行が骨格全体に与えた影響①
ヒトの姿勢の特徴 ……… 16

二足歩行が骨格全体に与えた影響②
正しい姿勢を獲得するには？ ……… 18

PART 2 重心と姿勢の関係

重心と姿勢の関係①
重心と重心線 ……… 22

重心と姿勢の関係②
立位姿勢での理想的なアライメント ……… 24

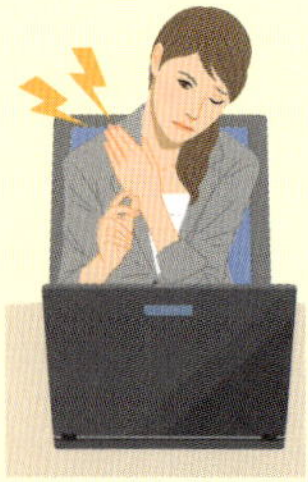

抗重力姿勢を維持するには①
重力に抗する立位姿勢の仕組み ……… 26

抗重力姿勢を維持するには②
安定した姿勢を保つための要因 ……… 28

抗重力姿勢を維持するには③
良い姿勢を維持するための条件 ……… 32

PART 3
姿勢調整に関わる構造の安定性

他動的制御①
他動的制御による脊柱の安定 ……… 36

他動的制御②
椎間関節の安定性への影響 ……… 38

他動的制御③
椎間板の安定性への影響 ……… 42

他動的制御④
靱帯と筋の安定性への影響 ……… 46

他動的制御⑤
筋膜の安定性への影響 ……… 48

他動的制御⑥
胸腰筋膜の安定性への影響 ……… 52

自動的制御①
頸部・体幹の筋の安定性への影響 ……… 54

自動的制御②
腹筋群と安定性の関係 ……… 58

自動的制御③
脊柱起立筋と多裂筋と安定性の関係 ……… 64

自動的制御──腰椎・骨盤部を安定させるエクササイズ①
下腹部筋力の増大 ……… 66

自動的制御──腰椎・骨盤部を安定させるエクササイズ②
上部腹筋力の増大 ……… 70

自動的制御──腰椎・骨盤部を安定させるエクササイズ③
背面の伸筋群筋力の増大 ……… 72

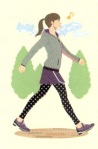

CONTENTS

- 自動的制御——腰椎・骨盤部を安定させるエクササイズ④
  骨盤底筋群筋力の増大 ……………… 76
- 神経性制御
  神経性制御の安定性への影響 ……………… 80

PART 4 不良姿勢改善のための一般的指針

- 不良姿勢によって生じる障害とインバランスの改善①
  スタビリティ＆モビリティの獲得 ……………… 82
  　　（Stability）　　（Mobility）

- 不良姿勢によって生じる障害とインバランスの改善②
  インバランス改善のための筋の知識 ……………… 84

- 筋のインバランス改善①
  硬くなった、あるいは短縮した筋の改善 ……………… 88

- 筋のインバランス改善②
  延長して筋力が低下した筋の改善 ……………… 92

- 筋のインバランス改善③
  長期間伸張した肢位におかれた筋の改善 ……………… 96
  延長した筋・筋力の低下した筋の損傷による痛み

- 筋のインバランス改善④
  共同筋間における筋の長さの相違 ……………… 98

- 不良姿勢改善のための修正方法
  修正方法のまとめ ……………… 100

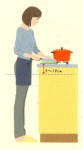

PART 5 立位姿勢の評価と修正エクササイズ

理想的な立位姿勢と不良立位姿勢①
理想的な立位姿勢の重心線とアライメント …… 102

理想的な立位姿勢と不良立位姿勢②
矢状面における不良立位姿勢 …… 106

後弯前弯型・前弯型の修正①
後弯前弯型・前弯型のアライメント・症状・原因 …… 108

後弯前弯型・前弯型の修正②
骨盤前傾の修正エクササイズ …… 110

後弯平坦型・平背型の修正①
後弯平坦型のアライメント・症状・原因 …… 118

後弯平坦型・平背型の修正②
平背型のアライメント・症状・原因 …… 120

後弯平坦型・平背型の修正③
骨盤後傾の修正エクササイズ …… 122

頭部前方位と胸椎後弯姿勢の修正①
頭部前方位と胸椎後弯のアライメント・症状・原因 …… 130

頭部前方位と胸椎後弯姿勢の修正②
頭部前方位・胸椎後弯の修正エクササイズ …… 134

左右の脚長差の修正①
寛骨の前傾・後傾による脚長差 …… 144

左右の脚長差の修正②
左右寛骨の前・後傾非対称性を修正するエクササイズ …… 150

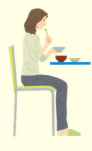

CONTENTS

前額面における不良立位姿勢の修正①
脊柱側弯症 …………………………………… 154

前額面における不良立位姿勢の修正②
骨盤の高さの違いを修正する
エクササイズ ………………………………… 158

上肢帯と肩関節のアライメント不良①
上肢帯と肩関節の正常なアライメントと
動きに関係する筋群 ………………………… 164

上肢帯と肩関節のアライメント不良②
肩甲骨のアライメント異常 ………………… 168

上肢帯と肩関節のアライメント不良③
すくめ肩（いかり肩）の修正エクササイズ ……… 170

上肢帯と肩関節のアライメント不良④
なで肩の修正エクササイズ ………………… 173

上肢帯と肩関節のアライメント不良⑤
翼状肩甲の修正エクササイズ ……………… 176

膝関節と足関節のアライメント不良と修正エクササイズ①
膝関節の過伸展位 …………………………… 180

膝関節と足関節のアライメント不良と修正エクササイズ②
脛骨の後方弯曲（骨性） …………………… 182

膝関節と足関節のアライメント不良と修正エクササイズ③
膝関節の屈曲位 ……………………………… 184

膝関節と足関節のアライメント不良と修正エクササイズ④
膝関節の構造的内反 ………………………… 186

膝関節と足関節のアライメント不良と修正エクササイズ⑤
脛骨の外方弯曲（骨性） …………………… 189

膝関節と足関節のアライメント不良と修正エクササイズ⑥
運動連鎖に伴った膝関節の機能的内反 …… 190

膝関節と足関節のアライメント不良と修正エクササイズ⑦
代償に伴った膝関節の機能的内反 ………… 191

膝関節と足関節のアライメント不良と修正エクササイズ⑧
膝関節の構造的外反 ………………………… 192

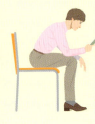

- 膝関節と足関節のアライメント不良と修正エクササイズ⑨
  運動連鎖に伴った膝関節の機能的外反 ………… 194
- 膝関節と足関節のアライメント不良と修正エクササイズ⑩
  代償に伴った膝関節の機能的外反 ………… 195
- 膝関節と足関節のアライメント不良と修正エクササイズ⑪
  長軸アーチ 扁平化（扁平足） ………… 196
- 膝関節と足関節のアライメント不良と修正エクササイズ⑫
  長軸アーチ 高位化（凹足） ………… 198
- 膝関節と足関節のアライメント不良と修正エクササイズ⑬
  水平面上での軸の回旋　脛骨捻転 ………… 200

PART 6 座位姿勢の評価と修正エクササイズ

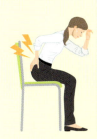

- 座位姿勢のチェック
  理想的な座位姿勢と不良座位姿勢 ………… 202
- 不良座位姿勢の修正エクササイズ①
  肩甲骨周囲血行改善エクササイズ ………… 208
- 不良座位姿勢の修正エクササイズ②
  ストレートネックや胸椎後弯、
  頭部前方変位の修正 ………… 210

PART 7 臥位姿勢の評価と不良臥位姿勢の修正

- 臥位姿勢のチェック①
  理想的な背臥位と不良背臥位 ………… 212

CONTENTS

- 臥位姿勢のチェック②
  理想的な側臥位と不良側臥位 ·················· 214
- 不良臥位姿勢の修正
  背臥位と側臥位の枕の調整 ·················· 217

おわりに ·················· 218   さくいん ·················· 219
著者紹介 ·················· 223

NOTE

- 方向を表す解剖学用語 ·· 20
- 関節の動きを表す用語 ·· 34

参考文献

▶ 触診機能解剖カラーアトラス（竹井仁著／文光堂）
▶ 系統別・治療手技の展開 改訂第3版
　（竹井仁・黒沢和生 編集／協同医書出版社）
▶ コメディカルのための専門基礎分野テキスト　運動学
　（丸山仁司編集／中外医学社）
▶ 筋肉と関節のしくみがわかる事典（竹井仁監修／西東社）
▶ 運動機能障害症候群のマネジメント（竹井仁監訳／医歯薬出版）
▶ 続 運動機能障害症候群のマネジメント（竹井仁監訳／医歯薬出版）
▶ 肩こりにさよなら！ あきらめていたすべての人へ
　（竹井仁著／自由国民社）
▶ 不調リセット（竹井仁著／ヴィレッジブックス）
▶ たるみリセット（竹井仁著／ヴィレッジブックス）
▶ ゆがみリセット1週間ドリル（竹井仁監修／日経BPムック）
▶ 若返る！小顔になる！「顔たるみ」とり（竹井仁著／講談社）
▶ 最新運動療法大全（キャロリン・キスナー他著／ガイアブックス）
▶ 運動療法・徒手療法ビジュアルポケットガイド（竹井仁監訳／医歯薬出版）
▶ 筋感覚研究の展開 改訂第2版（伊藤文雄著／協同医書出版社）
▶ 筋骨格系のキネシオロジー（ドナルド・A・ニューマン著／医歯薬出版）
▶ 基礎運動学 第6版（中村隆一 他著／医歯薬出版）
▶ プロメテウス解剖学アトラス 第2版
　（坂井建雄・松村讓兒 監訳／医学書院）
▶ グレイ解剖学（塩田浩平 他翻訳／エルゼビア・ジャパン）
▶ 身体運動の機能解剖 改訂版
　（トンプソン、フロイド著／中村千秋・竹内真希 翻訳／医道の日本社）
▶ カラー写真で学ぶ 骨・関節の機能解剖
　（竹内義享・田口大輔著／医歯薬出版）

PART 1

第 1 章
姿勢とは何か

この章で学ぶこと

- ▶ 「正しい姿勢」とは何か？
  「正しくない姿勢＝不良姿勢」とは何か？
- ▶ チンパンジーなど四肢動物とヒトの姿勢の違い
  二足歩行が骨格にどんな影響を与えてきたか。
- ▶ 「正しい姿勢」を獲得するにはどうしたらよいか？

そもそも「正しい姿勢」とは？

姿勢の定義と不良姿勢

姿勢とは「体位」と「構え」のこと

正しい姿勢をとることは、正しい運動パフォーマンスを発揮することを可能とし、身体の不調を軽減することにつながります。本書では立位・座位・臥位姿勢における不良姿勢について解説し、正しい姿勢を再獲得するための修正エクササイズを紹介していきます。では、そもそも「姿勢」とはどんなものなのでしょうか。それは次のように定義できます。

姿勢とは、**体位**と**構え**のことを指し、それぞれの動きに対応する身体部分の相対配置であり、身体を支える独特の形態である。

体位とは？

体位とは、身体の前額面、矢状面、水平面 ➡ P.24 などの基本面が重力の方向に対してどのような関係にあるのかを指します。例えば、立位、座位、臥位などのことです。

立位……直立位、中腰位、つま先立ち位など
座位……長座位、正座位、あぐら座位、横座り座位、椅子座位など
臥位……背臥位、側臥位、腹臥位など

構えとは？

構えとは、頭部、体幹や四肢の体節の相対的な位置関係を指します。例えば、骨盤

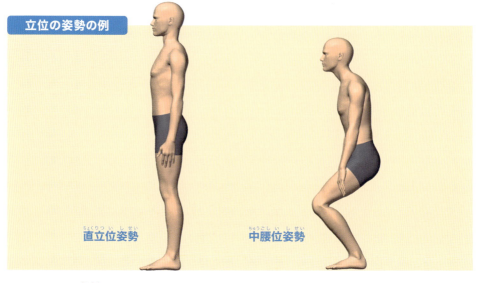

立位の姿勢の例

直立位姿勢　　　中腰位姿勢

キーワード **体幹**…人体で頭部、四肢を除いた部分。胴体のこと。胸部、腹部、腰部がある。

PART 1　姿勢とは何か

が前方に傾いている場合、「骨盤は前傾位」などと表現されます。

つまり、構えとは、各体位における身体体節の配列を意味する言葉で、関節および体節の位置でも置き換えられ、関節を動かす筋や筋膜間のバランスとしても説明できます。

不良姿勢とは？

皮膚、結合組織、筋・筋膜、関節などに障害があると、正しい姿勢がとれなくなります。これを**不良姿勢**といいます。この不良姿勢がこれらの組織に不快感や痛みをもたらすことがあります。

不良姿勢のきっかけは、日常生活のちょっとしたクセや、無意識のうちに身についた動かしやすい運動方向への反復動作、同じ姿勢をとり続けることで筋肉が緊張し、収縮した状態が持続してしまうこと（**筋の持続性収縮**）です。

特に、全身の**筋や筋膜のインバランス**（バランスの不均衡）が少しずつ身体への負荷となり、体節の配列が不良となっていき、不良姿勢が身につくことになるのです。その不良姿勢による負担が大きいほど、関節にも硬さや変形を生じさせることになります。寝違えやギックリ腰、骨折、手術の影響などで、関節から先に異常をきたすこともありますが、**ほとんどは筋・筋膜のインバランスが原因で不良姿勢になる**のです。

筋・筋膜のインバランスをきたす原因は、ライフスタイルやこれまでやってきたスポーツ、趣味、ケガの既往などさまざまです。多様な不良姿勢が、どのような筋・筋膜のインバランスが原因で生じてしまったのかを知ることは正しい理想的な姿勢を取り戻すうえで非常に大切です。

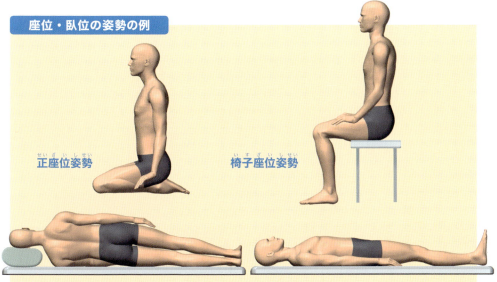

座位・臥位の姿勢の例

正座位姿勢　　椅子座位姿勢

側臥位姿勢　　背臥位姿勢

キーワード　**インバランス**… バランスの不均衡のこと。

15

二足歩行が骨格全体に与えた影響 ①

ヒトの姿勢の特徴

二足歩行が骨格に与えた影響を知るには

　人類に近い動物には、オランウータン、ゴリラ、チンパンジー、ボノボなどがいます。チンパンジーは短距離なら二足で立って歩けますが、基本的に四足歩行です。ヒトは完全な二足歩行です。

　生物としての二足歩行が骨格全体にどのような影響を与えてきたのかは、ヒトとチンパンジーの骨格を比較するとわかります。

ヒトは肩まわり、腕、首まわりの筋肉が比較的弱い

❶ヒトの頭蓋骨はチンパンジーよりもはるかに大きくなっています。
❷ヒトの大後頭孔（脳と脊髄をつなぐ頭蓋骨の開口部）は下部に位置しますが、チンパンジーなどすべての四肢動物では頭蓋骨の後方に位置します。
❸チンパンジーなどすべての四肢動物は、肩まわりや腕の筋肉が強く発達してい

ヒトと四肢動物の骨格の比較

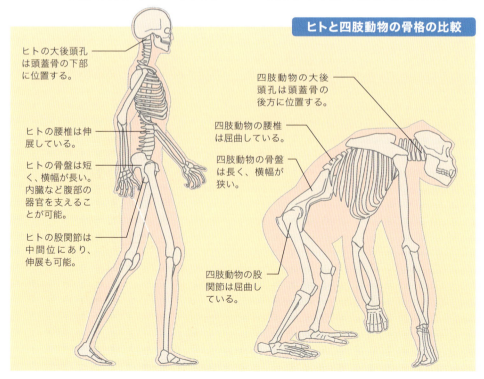

- ヒトの大後頭孔は頭蓋骨の下部に位置する。
- ヒトの腰椎は伸展している。
- ヒトの骨盤は短く、横幅が長い。内臓など腹部の器官を支えることが可能。
- ヒトの股関節は中間位にあり、伸展も可能。
- 四肢動物の大後頭孔は頭蓋骨の後方に位置する。
- 四肢動物の腰椎は屈曲している。
- 四肢動物の骨盤は長く、横幅が狭い。
- 四肢動物の股関節は屈曲している。

キーワード　**前弯・後弯**…前方に弯曲している状態が前弯、後方に弯曲している状態が後弯。腰椎前弯、胸椎後弯などという。

PART 1　姿勢とは何か

ます。また、前を見て獲物を狙い、固いものをかみ砕くために首まわりの筋肉も強く発達しています。ヒトはこれらの筋肉が弱くなっています。

④ヒトの骨盤は短く、横幅が広く、内臓など腹部の器官を支えることが可能です。チンパンジーの骨盤はもっと大きく、縦に長く幅が狭くなっています。

四肢動物のブリッジ構造とヒトの弯曲構造

⑤ヒトの腰椎は伸展（前弯）していますが、チンパンジーや他の四肢動物の腰椎は屈曲（後弯）しています。
四肢動物は、両手と両足を支柱にし、腹部を丸めて腰椎を屈曲することでブリッジ（橋）を形成し、安定性を高めているのです（下図）。

⑥チンパンジーや他の四肢動物の股関節が屈曲しているのに比較して、ヒトの股関節は中間位にあり、伸展も可能です。つまり、ヒトは二足になることで股関節が伸展し、腸腰筋の張力によって腰椎の前弯（腰椎の反り）が生じたのです。すなわちブリッジ構造は失われてしまい、不安定なバランスが生まれることになります ➡ P.19。

腕よりも脚のほうが長い

⑦ヒトの脚は腕より長くなっています。なぜ二足歩行が発達したかは、熱帯の密林より開けたサバンナの広大な環境に適応するためという仮説が有力です。初期の人類は大きな脳を持っていたので、脂肪とタンパク質をより豊富に含んだ食べ物を摂り、脳にエネルギーを送る必要がありました。そのため、人類の祖先は獲物が疲れ果てるまで長い距離を追いかける必要もありました。そのため、長距離移動に向いた長い脚を獲得したのです。

橋の構造

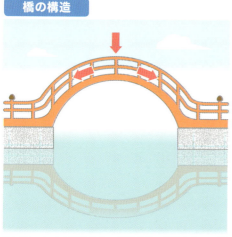

チンパンジーなど四肢動物の姿勢は橋の構造（ブリッジ構造）をしている。自身の体重を地面につけている両腕と両脚に分散させることで安定性を高めている。

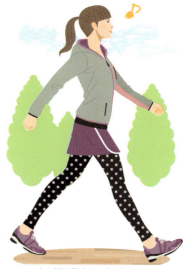

人の脚は腕よりも長くなっている。長距離移動に向いている。

キーワード　**中間位**… 屈曲・伸展、内転・外転などをしていない、関節の中間的な位置。

二足歩行が骨格全体に与えた影響❷

正しい姿勢を獲得するには？

二足歩行によって頭と両腕を肩まわりの筋肉で支えることに

　四足歩行が二足歩行に変わるというのは人類にとっては進化だったのでしょうが、肩こり、腰痛、膝痛、内部疾患など、さまざまな障害が増えてきたのも確かです。

　ヒトは二足歩行へと変化したことで、手に体重をかけて活動する機会がめっきり減りました。その結果、肩まわりだけでなく、首・腰の筋肉までが弱くなってしまいました。

大人では約5kgの頭と約8kgの両腕を肩まわりの筋肉で支えなくてはいけません。これは実に大変なことです。

　その上、ストレスの増大によって精神的疲労を蓄積させ、繰り返しの単調な労働が肩や腰の局所的な疲労を蓄積させ、さらには運動と睡眠と栄養バランスを崩れさせ、運動不足の人も増えています。これらが原因で、肩こりや腰痛などに悩む人は後を絶たない状況です。

大事なのは身体を全体的にとらえること

　正しい姿勢と動作を獲得するためには、正しい医学的理論を知ることが大切です。いろいろな雑誌をつまみ食いしても、テレビの情報番組を参考にしてもなかなか正しい姿勢は身につきません。私自身、雑誌やテレビでさまざまなコメントをしていますが、誌面ページの都合やテレビ番組の時間的制約のため、伝えられる内容はかなり限られています。しかも、「テレビを見ながらできる体操や家事をしながらでもできる体操を教えてください」といった要望も多数あります。つまり、メディアから得られる情報は限られたものであり、しかもすべての人に当てはまるわけではない、という認識がまず必要です。

　肩がこるからといって肩だけに注目してもダメですし、腰痛だからといって腰だけ

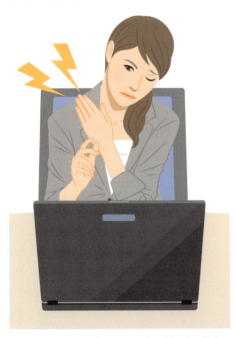

大人では約5kgの頭と約8kgの両腕を肩まわりの筋肉で支えている。単調労働、運動や睡眠不足によって肩こりや腰痛に悩む人が後を絶たない。

18　キーワード　解剖学（かいぼうがく）… 人体の解剖によって形態・構造・機能などを研究する学問。

PART 1　姿勢とは何か

を治療してもダメ、膝が変形してきているからといって膝だけを治療してもダメなのです。「姿勢は全身のつながりだ」という認識を持つことが大切です。治療にしても、マッサージや鍼灸だけに頼ってもダメ、ストレッチだけを行ってもダメ、筋トレだけでもダメなのです。

　大切なのは、**正しい医学的理論、すなわち解剖学・生理学・運動学・治療法にもとづき、身体全体を通してバランスを調整すること**です。身体を全体的にとらえ、心身全体のバランスを整える中で、正しい姿勢と正しい運動パフォーマンスを獲得し、不調のない身体を作る。このことが大切なのです。

　そのためには、自分の悪い箇所や動きを知り、正しい方法をあきらめないで継続していくことが必要です。次章から、正しい姿勢についてさらに詳しく解説していきましょう。

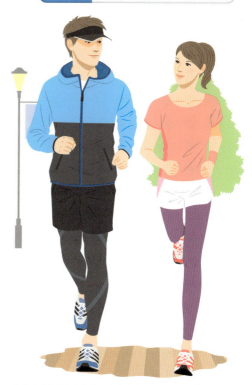

身体を全体的にとらえ、心身全体のバランスを整えることで正しい姿勢を獲得できる。

NOTE

ヒトの弯曲構造はいつできるか？

　前項で説明した脊柱の前弯、後弯ですが、ヒトは頸椎前弯・胸椎後弯・腰椎前弯・仙尾椎後弯の4つの生理的弯曲があります。これは立位がとれるようになってから生じる第2次弯曲と呼ばれる姿勢です。胎児期は後弯要素しかなく、これを第1次弯曲といいます。

　頸椎前弯は首がすわり、座位が可能となって形成され、腰椎前弯は立位が可能になって増強されます。いわゆるヒトの二足歩行姿勢のできあがりです。

　これらの弯曲は、四肢動物が重力につぶされないようにブリッジを形成するのと同じように、重力を始めとする外力の影響に耐えるために重要な要素です。しかし、二足のヒトの弯曲は、四肢動物のブリッジに比べると脆弱であることは言うまでもないでしょう。

キーワード　生理学… 生体の機能とそのメカニズムを研究する学問。

NOTE

方向を表す解剖学用語

内側（内方）	正中線により近いほう	外側（外方）	正中線により遠いほう
頭側（上方）	より上のほう	尾側（下方）	より下のほう
腹側（前方）	前のほう	背側（後方）	後のほう
腹内側	前方かつ内側	腹外側	前方かつ外側
腹頭側	前方かつ上方	腹尾側	前方かつ下方
背内側	後方かつ内側	背外側	後方かつ外側
背頭側	後方かつ上方	背尾側	後方かつ下方
近位	四肢において体幹や起始により近い位置	遠位	四肢において体幹や起始により遠い位置
同側	同じ側	対側	反対側
浅部	表面近く	深部	表面より下

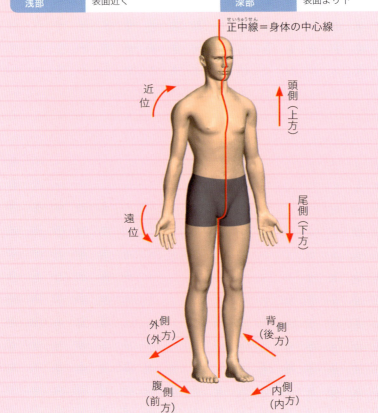

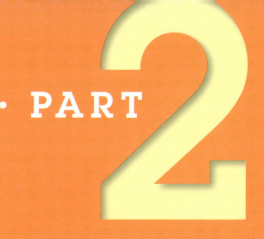

PART 2

| 第2章 |
重心と姿勢の関係

この章で学ぶこと

- 姿勢と深い関わりがある「重心」と「重心線」とは？
- 立位姿勢の理想的なアライメントと重心線の関係
  アライメント＝頭部・体幹・骨盤・四肢の配列
- 座位姿勢の理想的なアライメントと重心線の関係
- 快適で長続きする立位姿勢を保持するためには？
- 姿勢を安定させるのに必要な要因
- 良い姿勢を維持するための条件
  「楽な姿勢」は「良い姿勢」とはいえない。

重心と姿勢の関係 ❶
重心と重心線

重心とは？　重心線とは？

私たちは意識している、していないに関わらず、重力の影響を受けながら姿勢の制御や動作を行っています。物体に作用する重力の合点を**重心**（**質量中心**）といい、重心を通る垂直線を**重心線**といいます。

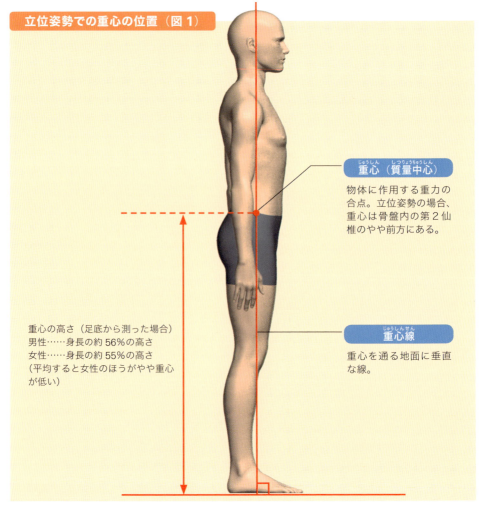

立位姿勢での重心の位置（図1）

重心（質量中心）
物体に作用する重力の合点。立位姿勢の場合、重心は骨盤内の第2仙椎のやや前方にある。

重心線
重心を通る地面に垂直な線。

重心の高さ（足底から測った場合）
男性……身長の約56％の高さ
女性……身長の約55％の高さ
（平均すると女性のほうがやや重心が低い）

キーワード **質量中心**……物体の質量がその点に集中していると見なされる点。人体の重心は、頭部、体幹、四肢の各部分の質量中心を求めて合一して得た点。

PART 2　重心と姿勢の関係

立位姿勢と座位姿勢での重心の位置

　立位姿勢での人体の重心は、骨盤内の第2仙椎のやや前方にあります（図1）。身長に対する重心の高さを測定すると、成人男性では足底から測って身長の約56％の位置、成人女性では約55％の高さにあります。平均すると女性のほうが重心位置は低いのですが、最近の女性は骨盤が小さく、脚が長い方が増えているので、重心位置も以前よりは高くなっているようです。また、座位姿勢では重心は第9胸椎のやや前方にあります（図2）。

　重心位置はプロポーションによって個人差があり、年齢によっても異なります。幼児の重心位置は成人より相対的に高く、姿勢が不安定になります。そのため、幼児が手を上げながらバランスをとって歩くのはこの不安定な姿勢のためなのです。

椅子座位姿勢での重心の位置（図2）

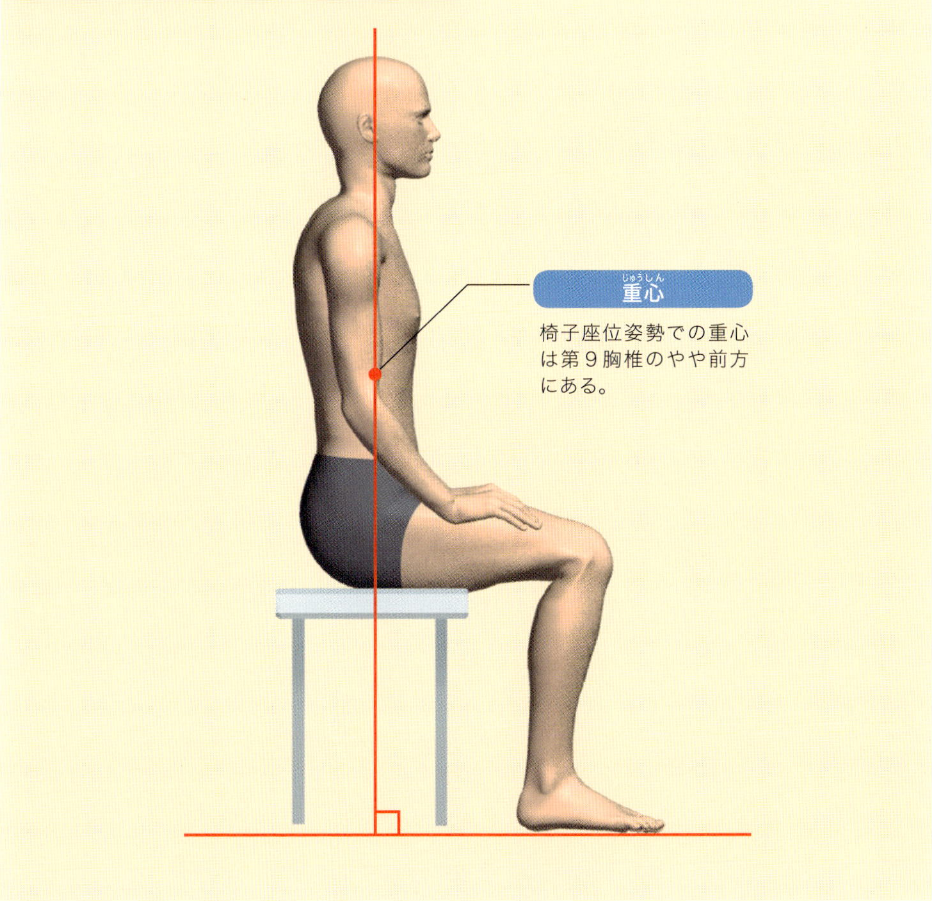

重心

椅子座位姿勢での重心は第9胸椎のやや前方にある。

キーワード　**仙椎**…脊椎（背骨）のうち、腰椎の下にある骨の部位。5つの椎から成り、上から2つ目を第2仙椎という。

重心と姿勢の関係 ❷
立位姿勢での理想的なアライメント

理想的なアライメントとは？

頭部・体幹・骨盤・四肢の配列（体節の配列）のことを**アライメント**といいます。**安静立位姿勢**における理想的なアライメントは、**前額面**（身体の前面、あるいは背面）・**矢状面**（身体の側面）・**水平面**から見て、それぞれ頭部・体幹・骨盤・四肢がきれいに整列している状態です。

身体にある3つの基本面

前額面・矢状面から見たアライメントは重心線にほぼ一致する。

矢状面 身体を左右に分ける面。

前額面 身体を前後に分ける面。

水平面 身体を上下に分ける横断面。

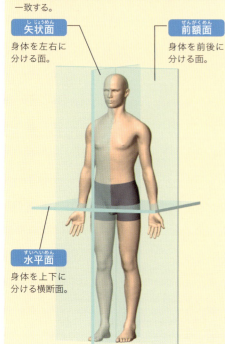

前額面から見た理想的なアライメント

前額面、矢状面それぞれから見た理想的なアライメントはどういった状態なの

前額面（背面）のアライメント

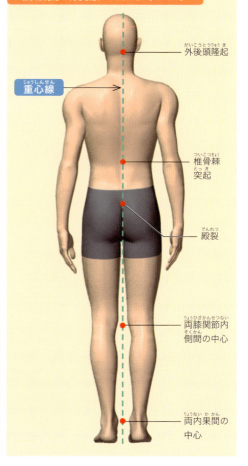

- 外後頭隆起
- 重心線
- 椎骨棘突起
- 殿裂
- 両膝関節内側間の中心
- 両内果間の中心

キーワード **安静立位姿勢**…重力の影響が最小で姿勢を保持する筋活動や消費エネルギーが最小状態の立位のこと。

PART 2　重心と姿勢の関係

かを説明しましょう。
　前額面の理想的アライメントは、背面から見て、外後頭隆起、椎骨棘突起、殿裂、両膝関節内側間の中心、両内果間の中心を通ります。

矢状面の前後方向のアライメント

　矢状面の理想的アライメントは、耳垂、肩峰、大転子、膝関節前部（膝蓋骨後面）、外果の2～3cm前部を通ります（下図）。
　頸椎前弯は約30～35°、胸椎後弯は約40°、腰椎前弯は約45°、仙骨底は第5腰椎に対して約40°前下方に傾斜しています。
　この理想的な姿勢がとれると、自発的な身体動揺はわずかで、直立姿勢を乱すように働く重力の影響を最小にして立つことができ、また、立位姿勢を保持するために必要な筋活動やエネルギー消費が最小になるという特徴があります。

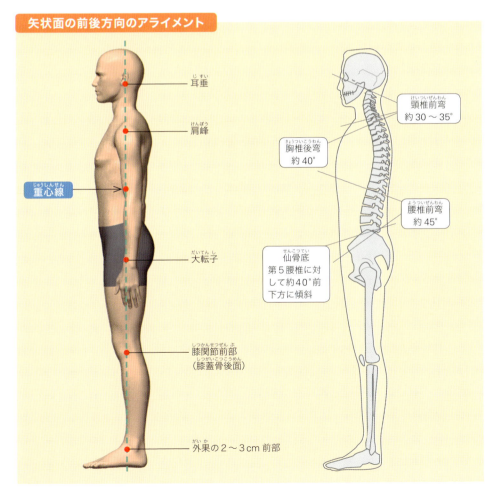

矢状面の前後方向のアライメント

- 耳垂
- 肩峰
- 重心線
- 大転子
- 膝関節前部（膝蓋骨後面）
- 外果の2～3cm前部

- 頸椎前弯 約30～35°
- 胸椎後弯 約40°
- 腰椎前弯 約45°
- 仙骨底 第5腰椎に対して約40°前下方に傾斜

キーワード　内果・外果… 脛骨下端の内側部を内果（いわゆる「内くるぶし」）、腓骨下端の外側部を外果（いわゆる「外くるぶし」）という。

抗重力姿勢を維持するには ①

重力に抗する立位姿勢の仕組み

抗重力姿勢を維持するために働く筋

立位や座位など、重力に抗する姿勢を**抗重力姿勢**といい、それを維持するために働く筋を**抗重力筋**といいます。抗重力筋の筋活動としては、脊柱起立筋・腹筋・腸腰筋・大腿筋膜張筋・大腿二頭筋・腓腹筋・ヒラメ筋・前脛骨筋など多くの筋に持続的な筋活動が観察されます。なかでも、頸部伸

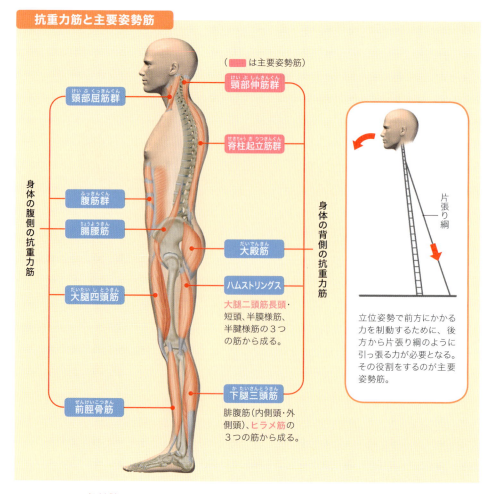

抗重力筋と主要姿勢筋（ ■ は主要姿勢筋）

身体の腹側の抗重力筋：頸部屈筋群、腹筋群、腸腰筋、大腿四頭筋、前脛骨筋

身体の背側の抗重力筋：頸部伸筋群、脊柱起立筋群、大殿筋、ハムストリングス、下腿三頭筋

大腿二頭筋長頭・短頭、半膜様筋、半腱様筋の3つの筋から成る。

腓腹筋（内側頭・外側頭）、ヒラメ筋の3つの筋から成る。

立位姿勢で前方にかかる力を制動するために、後方から片張り綱のように引っ張る力が必要となる。その役割をするのが主要姿勢筋。

キーワード **体幹筋**…体幹にある筋群。主に腹筋群と脊柱起立筋群のこと。

筋群・脊柱起立筋群・大腿二頭筋長頭・ヒラメ筋を**主要姿勢筋**といいます。

安静立位姿勢では体幹・内臓の重さが常に前方にかかろうとするため、足関節よりも前方を重心線が通ります。この前方にかかる力を制動するために、後方から片張り綱のように引っ張る力が必要となるのです。この片張り綱の役割を果たしているのが主要姿勢筋です。

姿勢によって働く筋肉が異なる

体幹筋の活動は、基本的な立位姿勢では脊柱起立筋群が優位ですが、楽な立位姿勢をとると腹筋群の活動が増加します。休めの姿勢では、体重のかかっていない休足側の体幹筋と下肢筋はほとんど活動しませんが、支持足側の腓腹筋と前脛骨筋の活動が増えます。両足を軽く開いて両手を腰の後ろで組んだ姿勢では、主要姿勢筋に加えて大腿四頭筋や前脛骨筋の活動も増えます。つまり姿勢の変化に合わせて働く筋も変わってくるのです。自分にとって楽な姿勢をとり続けていると、いつも同じ筋を使うことにもなり、全体の筋バランスが乱れてくることにもなります。

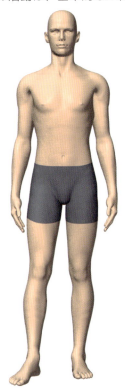

休めの姿勢
体重のかかっていない休足側の体幹筋と下肢筋はほとんど活動しない。
支持足側の腓腹筋と前脛骨筋の活動が増える。

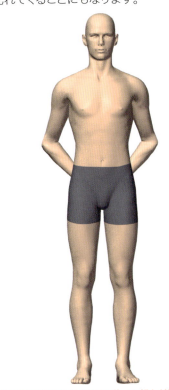

両足を軽く開いて両手を腰の後ろで組んだ姿勢
大腿四頭筋や前脛骨筋の活動が増える。

キーワード **下肢筋**… 下肢にある筋群。主に大腿四頭筋、ハムストリングス、腓腹筋、ヒラメ筋、前脛骨筋など。

抗重力姿勢を維持するには❷
安定した姿勢を保つための要因

快適で長続きする立位姿勢を保持するには

快適で長続きする立位姿勢を保持するには、次の3つの要素が関与します。

①安定性
姿勢保持のための筋活動とエネルギー消費の少ない、バランスの安定した状態です。

②非対称性
左右対称の同一姿勢よりも、片側の足を出した休めの姿勢のほうが両足の幅が広がり、バランスが安定します。

③交代性（姿勢変化）
良い姿勢であれ悪い姿勢であれ、長時間同じ姿勢を維持すると筋群の緊張によって循環障害（血行不良）が生じます。わずかな姿勢変化でも筋緊張のバランスが変わり、筋群の血液循環は促進され、筋疲労が軽減します。休めの姿勢でも左右の足を交代させながら立つほうが姿勢が長続きします。

姿勢の安定性

バランスのとれた平衡状態を維持しようとする性質が**安定性（stability、スタビリティ）**です。重力の影響下で人間が立位姿勢や座位姿勢を保持するときには、次のような複数の要因が安定性に影響しています。

重心の高さと安定性（図1）

重心の位置が低いほど安定性は高まる。したがって、立位よりも座位のほうが、座位よりも臥位のほうが安定性は高い。

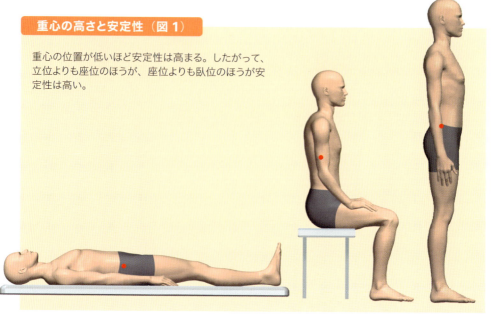

キーワード **筋緊張**…安静状態での筋の緊張のこと。

PART 2　重心と姿勢の関係

▶質量
物体は質量が大きいほど安定性は高まります。特に外力に抵抗するには質量が大きいほうが有利です。しかし、体重が重ければ良いかというと、それは別問題です。姿勢を安定させるために相撲取りになるわけにはいきません。

▶摩擦
床と接触している面の摩擦抵抗が大きいほど安定性は高まります。氷の上に裸足で立つと安定性が悪くなることは容易に想像できるでしょう。ふだんから靴選びなどにも注意する必要があります。

▶重心の高さ
重心の位置が低いほど安定性は高まります。立位よりも座位、座位よりも臥位のほうが重心の位置は低くなるため、安定性は良くなります（図1）。

▶支持基底（面）の広さ
支持基底とは、両足で立位を保持しているときの両足底およびその間の部分を合計した面積です（図2）。

支持基底が広いほど安定性は良くなります。両足を密着させた立位より、両足を離した立位のほうが安定性は良く、杖を使用するとさらに支持基底は広くなり安定します。

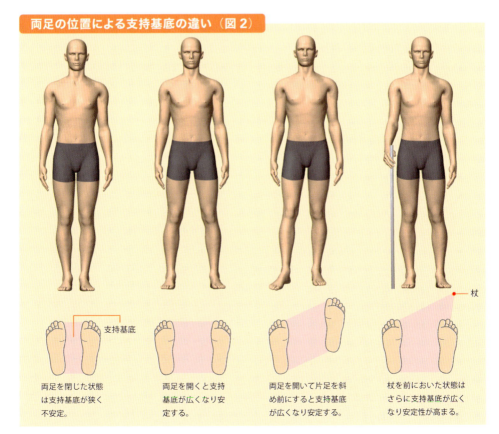

両足の位置による支持基底の違い（図2）

- 両足を閉じた状態は支持基底が狭く不安定。
- 両足を開くと支持基底が広くなり安定する。
- 両足を開いて片足を斜め前にすると支持基底が広くなり安定する。
- 杖を前においた状態はさらに支持基底が広くなり安定性が高まる。

キーワード　摩擦抵抗… 2つの物体が接触してお互いに動くときに接触面に生じる抵抗力のこと。一般的に接触面積が大きいほど摩擦抵抗は大きくなる。

安定した姿勢を保つための要因

▶支持基底と重心線の関係

支持基底内の重心線の位置が支持基底の中心に近いほど、安定性は良くなります。重心線の位置が支持基底の端（辺縁）に近くなると、わずかの外力によって重心線が支持基底から外れて、転倒してしまうこともあります。両足立位から片足立位になると、支持基底の減少と同時に、重心線の位置が相対的に辺縁に近くなるため、不安定な状態になるのです（図3）。

座位における理想的なアライメントは、頭部と体幹が垂直になり、股関節と膝関節がほぼ直角に曲がり、足底が地面についている状態です（図4）。この肢位を**端座位（椅子座位）**ともいいます。この状態は支持基底内に重心線が収まっているため、安定した座位姿勢といえます。

しかし、この座位姿勢を続けるには、重

片足立位の不安定性（図3）

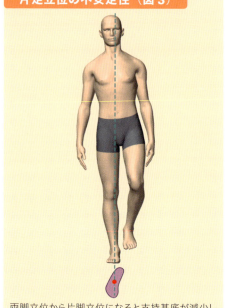

両脚立位から片脚立位になると支持基底が減少して重心線の位置が辺縁に近くなるため、不安定な状態になる。

アライメントの整った座位姿勢と楽だが悪い姿勢（図4）

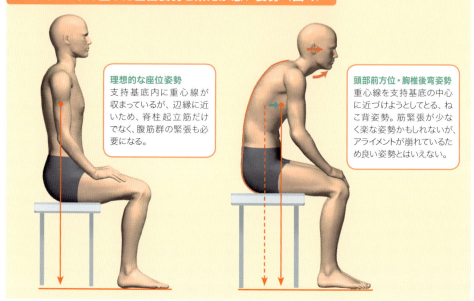

理想的な座位姿勢
支持基底内に重心線が収まっているが、辺縁に近いため、脊柱起立筋だけでなく、腹筋群の緊張も必要になる。

頭部前方位・胸椎後弯姿勢
重心線を支持基底の中心に近づけようとしてとる、ねこ背姿勢。筋緊張が少なく楽な姿勢かもしれないが、アライメントが崩れているため良い姿勢とはいえない。

キーワード　**身体動揺**…　姿勢のバランスを安定させようとして起こる、頭部、体幹、下肢からなる体節間の連続する微小な運動のこと。

心線が支持基底の辺縁に近いため、脊柱起立筋だけでなく、腹筋群の緊張も必要となります。

　また、座位姿勢をしばらく続けるためには、下肢の筋群の活動も必要となります。そこで、ヒトは楽な姿勢を求めることになります。つまり、抗重力筋をあまり使わず、しかも重心線を支持基底の中心に近づけるために、ねこ背で顎が前に出る姿勢（頭部前方位姿勢）（図4）になりがちです。

　この姿勢は筋活動が少なく、楽かもしれませんが、アライメントが崩れていて良い姿勢とはいえません。このような「楽」ではあるが悪い姿勢が習慣化することが問題なのです。

▶構造物と重心線の関係

　各分節の重心線が一致し、構造物がまとまって並ぶほど安定性は高まります。骨盤の左右の高さの違いや脚長差、脊柱の側弯などがあると、構造物の正しい並びを妨げることになり、安定性が低下します。

▶その他の要因

　心理的要因として、視線を遮断したり、高所から見下ろしたりすると身体動揺が増して安定性は低下します。逆に体調が万全で精神的にも安定しているときは、正しい姿勢をとりやすくなります。

　また、抗重力筋の機能低下、姿勢反射、立ち直り反射などの生理的要因に障害が生じると、安定性は低下してしまいます。

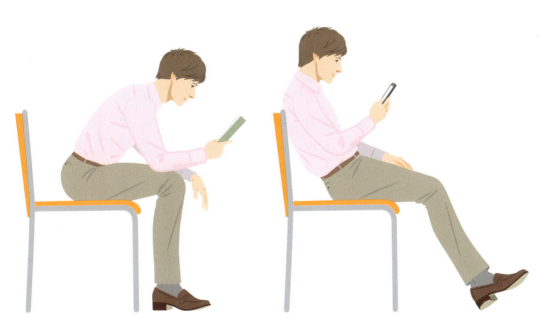

重心線を支持基底の中心に近づける姿勢やお尻を前に出して後ろにもたれかかる姿勢は筋活動が少なく、楽かもしれないが、良い姿勢とはいえない。このような楽ではあるが、悪い姿勢が習慣化することが問題。

キーワード　立ち直り反射…　バランスを崩した際に、脳からの指令を待たずに姿勢を維持しようとする反射のこと。

抗重力姿勢を維持するには❸
良い姿勢を維持するための条件

良い姿勢を維持するためには

良い姿勢を維持するには、次のような状態になっていることが求められます。

①力学的に安定

静止姿勢において、重心線が支持基底の中に位置しており、その位置が支持基底の中心に近いほど安定性が良くなります。また、身体は重力下では各関節のバランスをとるために、筋・靱帯などの活動が必要となりますが、この活動が少ないほうが力学的に安定した良い姿勢といえます。

②生理学的に安定

長時間にわたって同一姿勢を保持していると、静的姿勢を保持するために筋肉が動かないまま力が入っている**静止性(等尺性)収縮**を強いられ、筋疲労が生じます。筋の過剰な収縮を防ぐためには、頻繁に姿勢を変えることも必要です。また、消費エネルギーを最小に抑えることも良い姿勢の保持につながります。医学的には、循環器・呼吸器・消化器などに過剰な負担がかからない姿勢も「良い姿勢」の条件となります。

また、作業姿勢についても考える必要があります。生理学的に安定した良い姿勢で作業するには、作業効率が高く、快適に作業できる姿勢が必要になります。使っている机や椅子の高さ、机の広さ、流し台の高さなど環境要因も大切です。

例えば、キッチンで効率よく作業するためには、理想的な流し台の高さは身長÷2＋5〜10cmといわれています（下図）。

流し台の高さが高い場合は履き物や踏み台で調節することも大切です。逆にあまりにも低すぎる場合は、腰掛けなどを使って自分に合った高さに合わせることも必要です。

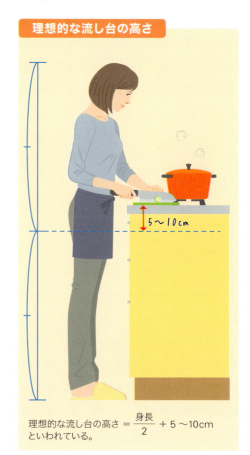

理想的な流し台の高さ

理想的な流し台の高さ ＝ $\dfrac{身長}{2}$ ＋ 5〜10cm といわれている。

キーワード　筋疲労… 身体を激しく動かした後、また同じ姿勢を長時間とり続けた後に起こる筋の疲労のこと。

③心理的に安定

姿勢には心理的な影響も反映されます。安定した心理状態は脊柱の伸びた良い姿勢につながり、不安や劣等感などの心理状態は、背中の丸まった屈曲位の姿勢につながりやすくなります。

④美的に美しい

美の形式とは、美しいと感じる図形のパターンであり、人間の美の形式には、釣り合い（バランス）、律動、均整、プロポーション、躍動感などがあげられます。

ちなみに、身長は頭部・顔面の長さの8倍、手の平・指の長さの9倍、足底の長さの7倍であることが望ましいとされ、いわゆる8等身が理想となっていますが、これは見る人の好みも関係しているかもしれません。

不良姿勢を習慣にしない

①～④が正常に機能しあえば、身体各部は正常なアライメントを維持することが可能となります。しかし、これらのいずれかに問題が生じると、不良姿勢の持続的な保持や、特定方向への関節運動の反復が生じ、構成要素の機能障害とその相互作用によって不良姿勢や運動機能障害が進行することになります。前述したように、椅子座位時の胸椎後弯・頭部前方位姿勢は、支持基底の中央に重心線が近づくため、本人は安定した楽な姿勢と思いがちですが、これは決して「良い姿勢」とはいえません。「楽な姿勢」と「良い姿勢」を区別し、不良姿勢を習慣にしないことが大切なのです。

NOTE

筋収縮の様式

筋収縮とは、筋に張力が発生する状態で、①静止性収縮、②求心性収縮、③遠心性収縮がある。

①静止性収縮
筋の長さを変えずに収縮する様式。例えば、水の入ったコップを空間で保持したまま保つ、肘関節を90度に曲げてダンベルを動かさずに保持した状態を保つといったとき。

②求心性収縮
筋の長さを縮めながら収縮する様式。例えば、水の入ったコップをテーブルから口に運ぶ、肘関節を曲げてダンベルを身体に近づける、といったとき。

③遠心性収縮
筋の長さを延長しながら収縮する様式。例えば、水の入ったコップで水を飲んだ後テーブルにゆっくり戻す、肘関節を曲げて身体に近づけたダンベルをゆっくり下げる、といったとき。

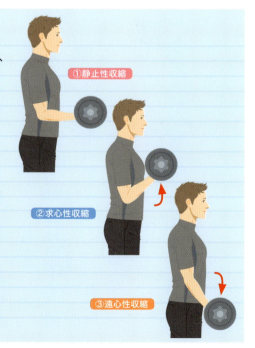

キーワード　**運動機能障害**……運動や動作をうまく行えない障害。

NOTE

関節の動きを表す用語

屈曲
関節を構成する2つの骨の角度がより小さくなる動き。

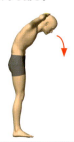

伸展
関節を構成する2つの骨の角度がより大きくなる動き。

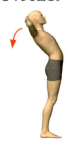

内転
体幹の中心に向かって近づく動き。

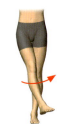

外転
体幹の中心から離れていく動き。

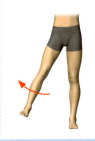

内旋
長骨の長軸を中心にして内側に回る動き。

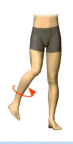

外旋
長骨の長軸を中心にして外側に回る動き。

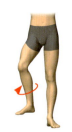

右側屈
腰部や頸部が身体の中心から右へ曲がる動き。

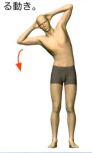

左側屈
腰部や頸部が身体の中心から左へ曲がる動き。

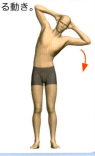

右回旋
脊柱を中心にして右に回る動き。

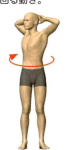

左回旋
脊柱を中心にして左に回る動き。

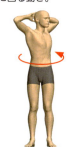

前傾
矢状面から見て骨盤が前方に傾く動き。

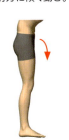

後傾
矢状面から見て骨盤が後方に傾く動き。

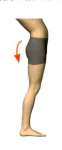

PART 3

第3章
姿勢調整に関わる構造の安定性

この章で学ぶこと

- 脊柱の安定性は姿勢の維持に重要な役割を果たしている。
- 脊柱は3つの制御によって安定が保たれている。
  ①他動的制御　②自動的制御　③神経性制御
- 他動的制御とは、自分の意思では動かすことができない骨や靱帯、筋・筋膜などの構造による制御のこと。
- 自動的制御とは、自分の意思で動かせる筋による制御。特に頸部・体幹の筋（腹筋群・脊柱起立筋・多裂筋）がその制御に大きく関わっている。
- 腹筋群・脊柱起立筋・多裂筋など、自動的制御に大きく関わる筋群のエクササイズ。これらを日常的に行うことで、姿勢の安定性を高めることができる。
- 神経性制御とは、神経系が反応して筋を働かせて姿勢を制御すること。

他動的制御 ❶

他動的制御による脊柱の安定

脊柱を安定させる3つの系統

　ここからは、人間の身体が姿勢を安定させるために、どのように活動しているかを見ていきましょう。

　姿勢の維持に重要な役割を果たしているのが脊椎の安定性で、脊椎に不安定な部分があると、不良姿勢の原因になるばかりでなく、脊柱周辺の組織を損傷させてしまったりすることにもつながります。また、脊椎の不安定性には、筋力や筋持久力の不足や、神経系が支配する筋の調節不良が重なっていることが多くあります。

　脊椎を安定させるために、主に次の3系統の制御がなされています。

❶**他動的制御**（調節）　これは自分の意思では動かすことができない骨や靭帯などの構造による制御のことです。

❷**自動的制御**　自分の意思で動かすことができる筋による制御のことです。

❸**神経性制御**　バランスを崩したり、崩しそうになると、神経系が反応して筋

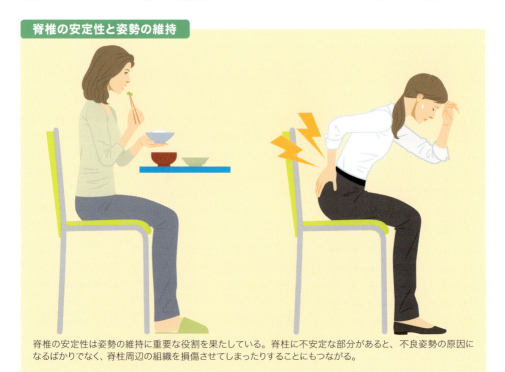

脊椎の安定性と姿勢の維持

脊椎の安定性は姿勢の維持に重要な役割を果たしている。脊柱に不安定な部分があると、不良姿勢の原因になるばかりでなく、脊柱周辺の組織を損傷させてしまったりすることにもつながる。

キーワード　**感覚受容器**…　身体外部、内部からの刺激を受け取る受容器の総称。関節の動きに関係する受容器としては、関節包のルフィニ小体、関節靭帯のゴルジ受容器がある。

PART 3　姿勢調整に関わる構造の安定性

を働かせて姿勢を制御します。これを**神経性制御**といいます。

この3つがお互いに補完し合いながら姿勢をコントロールしているのです。このうちの1つでも欠けてしまうと、身体全体の安定性に影響が及ぶことになります。

第3章では、それぞれどのような制御が行われているかを、この3系統別に詳しく見ていくことにします。

他動的制御の安定性への影響

まず、他動的制御について解説を進めていきます。

正しい姿勢を保っているときには、脊椎分節も過度に屈曲や伸展をしていない正しい弯曲を保っている中間位（ニュートラルポジション）の状態にあり、この場合、他動的制御はほとんど働いていません。しかし、外部から力が加わったり（外乱）、不良姿勢が生じたりすると、骨や靱帯などの随意的に動かない構造が、外乱や不良姿勢に対する歯止めになります。

外部から脊椎に屈曲・伸展・側屈・回旋（下図）などの動きをさせようとする力が加わった場合などに、骨や靱帯がそれらの動きを制限して安定性を生み出します。また、関節包や靱帯には関節の位置の感覚や動きの感覚に関与している**感覚受容器**があります。それが関節の位置の変化を感じ取り、正しい位置になるように変化します。この受容器が受けた刺激が**中枢神経系**にフィードバックされ、神経系による制御にも影響を及ぼすことになります（詳しくは「神経性制御」➡ P.80 ）。

では、脊椎の骨・靱帯組織がどのように脊柱を安定させているか、その特徴を見ていきましょう。

脊柱の動き

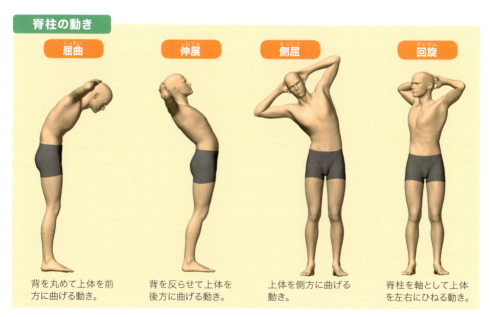

屈曲：背を丸めて上体を前方に曲げる動き。
伸展：背を反らせて上体を後方に曲げる動き。
側屈：上体を側方に曲げる動き。
回旋：脊柱を軸として上体を左右にひねる動き。

キーワード　神経系……構造的には中枢神経系と末梢神経系に分けられる。機能的には意識的に制御できる体性神経系と意識的に制御できない自律神経系に分けられる。

他動的制御 ❷

椎間関節の安定性への影響

脊椎の椎間関節の可動域

まずは椎間関節の動きが安定化に果たす役割です。

下図は各椎間関節の可動域です。椎間関節には**頸椎椎間関節**、**胸椎椎間関節**、**腰椎椎間関節**があります。それぞれの可動域と安定性の特徴を見ていきましょう。

● 頸椎椎間関節

屈曲は45～50°、伸展は85°、側屈は40°、回旋は上部頸椎で40～45°、下部頸椎で45°が可能です。

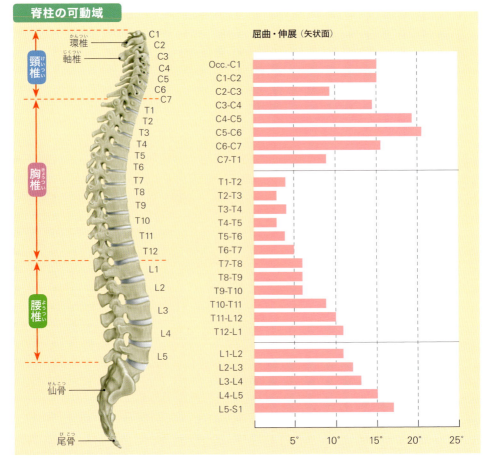

脊柱の可動域

キーワード 椎間関節…椎骨と椎骨の間の関節。上の椎骨の下関節突起と下の椎骨の上関節突起との間の平面関節。

屈曲の限界では関節包が張りつめ、伸展の限界では関節面が接近して動きを制限します。

● 胸椎椎間関節

屈曲は30〜40°、伸展は20〜25°、側屈は25°、回旋は30°が可能です。

胸椎椎間関節の場合、関節窩の制限よりも先に肋骨および棘突起の接近による制限のほうが大きいという特徴があります。肋骨は椎間関節が曲がった側に接近し、屈曲、側屈および回旋を制限します。

● 腰椎椎間関節

屈曲は50°、伸展は15°、側屈は20°、回旋は5°が可能です。

腰椎椎間関節は前額面に対する傾斜により、屈曲域ではこの傾斜同士が瓦の重なりのようになり安定性が得られるという特徴があります。また、柔軟性が高い人では、伸展時に棘突起同士が接近して動きを制限します。

＊下のグラフの角度は各関節が最大でどの程度動くかを示している（例えばC1-C2の屈曲・伸展では最大15°）。上の本文中の角度は、これらの各分節が合わさって動くときにどの程度動くかを示している（単純に合計ではなく、共同した動きとしてどの程度動くかを示している）。

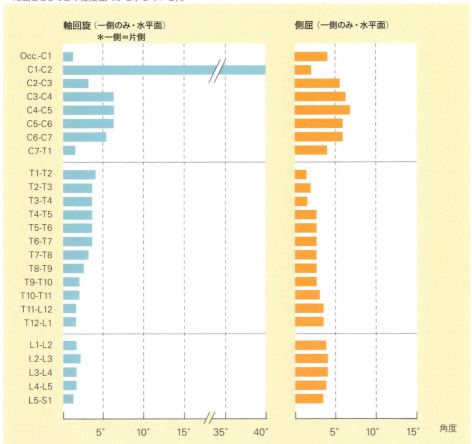

キーワード **関節窩**… 関節を構成する骨のうち、一方のくぼんだ面（凹面）のこと。一方、凸面のことを関節頭という。

椎間関節の安定性への影響

脊椎の屈曲・伸展・側屈の特徴

　脊椎全体で見たとき、屈曲・伸展・側屈の運動はどのように行われているのでしょうか。

　まず、屈曲と伸展です。屈曲と伸展の動きは、脊椎全体で見ると主に頸椎と腰椎で行われます。伸展運動では下部頸椎や第11胸椎、第2腰椎および下部腰椎が大きく動きます。過度の負荷による損傷や傷害を生じやすい部位です。

　側屈では頸椎・胸椎・腰椎でほぼ同程度行われます。回旋は頸椎と胸椎が大きく動き、頸椎全体では、ほぼ半分を**環軸関節**の回旋が占めます。

脊柱では屈曲・伸展・側屈・回旋が複合して起こる

　なお、脊柱は側屈時に回旋を伴います。このような脊柱に生じる複合運動を、**脊柱の連結運動**（coupled movement）といいます（➡P.41「NOTE」）。連結運動は最も容易に起こる運動で、運動の可動域が大きく、可動域の最終範囲で感じる抵抗感である**最終域感**（end feel）が柔らかい複合運動で、自動的に動作が生じるといった特徴があります。

　また、脊柱が屈曲しているか、伸展しているかによって、側屈と回旋の複合運動の起こり方も変化します（➡P.41「NOTE」表参照）。中間位での胸椎と腰椎それぞれの連結運動を右ページの下図で示します。これらの連結運動の逆の動きを**非連結運動**（noncoupled movement）といい、可動性が制限されるため、最終域感がより固くなり、椎間板に加わる負荷も増大します。

伸展時に椎間の棘突起が接近するとは

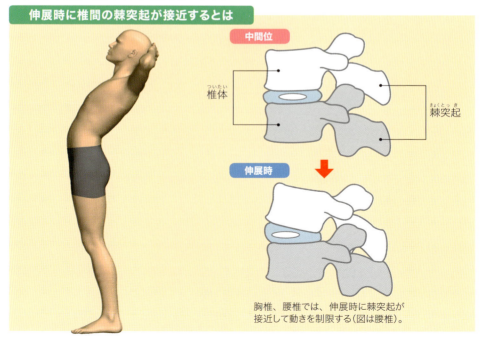

胸椎、腰椎では、伸展時に棘突起が接近して動きを制限する（図は腰椎）。

キーワード　環軸関節… 第1頸椎の環椎と第2頸椎の軸椎の間の関節。

PART 3 姿勢調整に関わる構造の安定性

NOTE

脊柱の連結運動（coupled movement）

脊柱の連結運動とは、脊柱の側屈時に回旋を伴うという複合運動のこと。脊柱が中間位か、屈曲しているか、伸展しているかによって、側屈と回旋の複合運動の起こり方が変化する。

部位	運動
① 後頭骨／C1／C2（上部頸椎）	●屈曲位でも伸展位でも側屈は反対方向の回旋を伴う（これは翼状靱帯の牽引による）。
② 中部・下部頸椎	●屈曲位でも伸展位でも側屈と回旋はいつも同方向に起こる。

頸椎椎間間接の側屈における連結運動

下部頸椎において、側屈と回旋は同一方向に起こる（連結運動）。

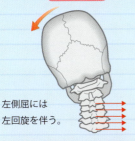
左側屈
左側屈には
左回旋を伴う。

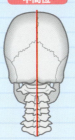
中間位

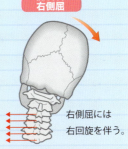
右側屈
右側屈には
右回旋を伴う。

部位	運動
③ 胸椎	●中間位（生理的弯曲位）と屈曲位では側屈と回旋は同方向に起こる。 ●伸展位では側屈と回旋は反対方向に起こる。
④ 腰椎	●中間位（生理的弯曲位）と伸展位では側屈と回旋は反対方向に起こる。 ●屈曲位では側屈と回旋は同方向に起こる。

胸椎（左）と腰椎（右）の中間位での連結運動

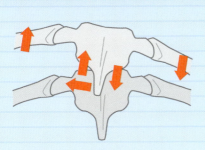
胸椎では、中間位と屈曲位では側屈と回旋は同じ方向に起こる。

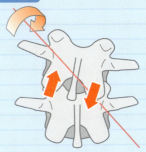
腰椎では、中間位と伸展位では側屈と回旋は反対方向に起こる。

キーワード　最終域感（end feel）…運動の最初の停止から最終の停止までの他動的なわずかな可動域に感じられる抵抗感。

他動的制御 ❸
椎間板の安定性への影響

脊柱の可動性に大きく関わる椎間板

脊柱椎間板とは、脊柱の椎骨と椎骨の間に挟まれている組織で、骨に比べると柔らかいため、脊柱の可動性を支える存在です。椎間板は**コラーゲン（膠原）線維**と線維軟骨からなる外層の**線維輪**と、中央のゼリー状の**髄核**からなります（図1・2）。

● 椎間板の構造

椎骨に対する椎間板の厚さの割合が大きいと、その分可動性も大きくなります。椎骨と椎間板の厚さの割合は、頸椎が2/7、胸椎が1/6、腰椎が1/4です。脊柱の中で、頸椎の可動性が最も大きく、胸椎の可動性が最も小さいのは、この割合によるものです。

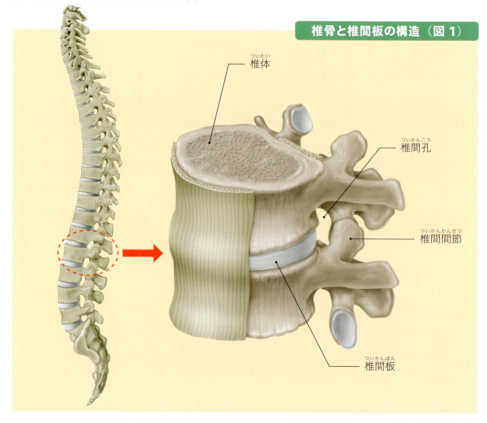

椎骨と椎間板の構造（図1）

キーワード **膠原線維**… 結合組織の細胞間に見られる線維でコラーゲンから成る。コラーゲンは靱帯や腱、骨、筋などに多く含まれるタンパク質の1つで白い独特の輝きを持つ。

PART 3 姿勢調整に関わる構造の安定性

椎間板がさまざまな運動に柔軟に対応できる理由

　線維輪は幾層にも重なるコラーゲン線維の層で構成されていますが、線維の走る方向は層ごとに互い違いになっています（図2）。

　層の1枚おきに方向が変わることで、半分は右回旋の動きに、残り半分は左回旋の動きに抗するようになっています。このように、コラーゲン線維が斜めに走行しているため、さまざまな運動に抗することができます。

　脊柱に剪断する力や捻る力が加わると、力の方向に対応するコラーゲン線維だけが緊張し、他の線維は弛緩するようにできています。しかし、椎間板は屈伸に抗する層板に比べると、回旋に抗する層板が少ないため、回旋に抗する力は弱くなります。

線維輪と髄核（図2）

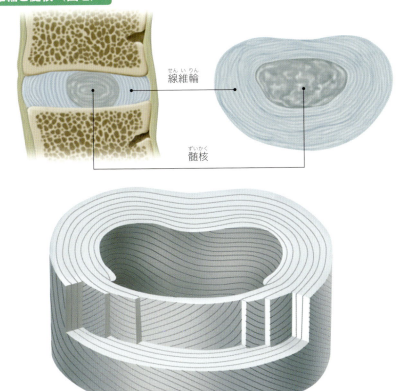

線維輪
髄核

椎間円板の髄核を除いた線維輪の層板構造。層の1枚おきに線維の方向が変わることで、半分は右回旋の動きに、残り半分は左回旋の動きに抗するようになっている。

キーワード　線維軟骨 … 結合組織と軟骨の中間型の組織で、密なコラーゲンが波状になっている。

43

椎間板の安定性への影響

　また、髄核は椎体の曲がる方向の反対側に移動して、椎間板内部で変形して椎間板内部の圧を調整します（図3）。

　腰椎の屈曲やねじれは、椎間板膨隆のリスクを高め、髄核の断裂や滑りを起こして椎間板ヘルニア ➡ P.47 となる危険性があります。

前傾姿勢では椎間板にかかる負荷も増大する

　腰椎椎間板にかかる負荷は、姿勢によって変化します。正常な立位姿勢に比べると、体幹が前屈するほど下部腰椎にかかる負荷が増大します。これは、前方に加わる体幹の重量を、腰部の脊柱起立筋で保持する負荷が増え、両者による荷重が椎間板に加わるためです。

　体重70～80kgの人の第3/4腰椎椎間板の内圧変化を見ると、立位を100%とした場合、背臥位は25%、立位体幹前傾位では150%、椅子座位体幹前傾位では185%、背臥位からの膝屈曲位での起き上がりでは210%となります（図4）。

　これは胸椎においても同様で、胸椎後弯が増大し、胸椎の屈曲する力（屈曲トルク）が増加するほど、胸部脊柱起立筋で保持する負荷が増え、中部胸椎に加わる負荷も増大することになります。

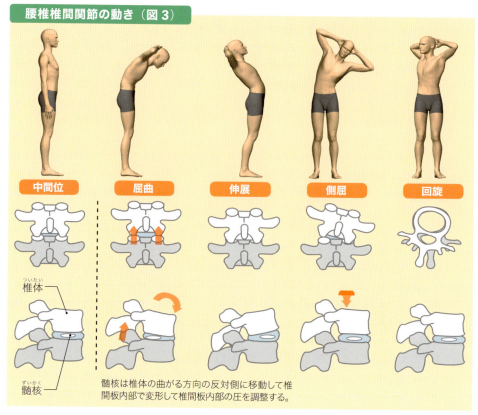

腰椎椎間関節の動き（図3）

中間位　屈曲　伸展　側屈　回旋

椎体
髄核

髄核は椎体の曲がる方向の反対側に移動して椎間板内部で変形して椎間板内部の圧を調整する。

キーワード　椎体…椎骨のうち、前方にある楕円形の部分。椎骨はこの椎体後方にある椎弓によって成る。

PART 3　姿勢調整に関わる構造の安定性

第3腰椎椎間板にかかる腰部への負担（図4）

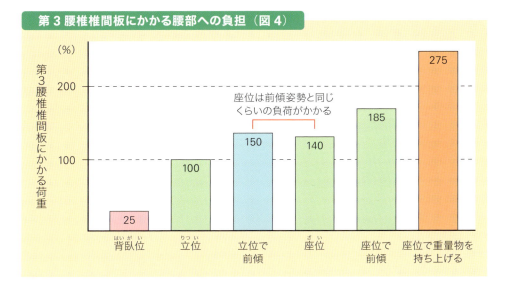

第3腰椎椎間板にかかる荷重（%）
- 背臥位：25
- 立位：100
- 立位で前傾：150
- 座位：140
- 座位で前傾：185
- 座位で重量物を持ち上げる：275

座位は前傾姿勢と同じくらいの負荷がかかる

屈曲や伸展が椎間関節や椎間板に及ぼす影響

したがって、不良姿勢の改善のためにエクササイズを実施する際には、**屈曲運動と伸展運動が椎間関節や椎間板に及ぼす影響を理解しておく必要があります**。例えば、腰椎の屈曲時・伸展時では、下表のような影響があります。

椎間板ヘルニアを有する場合には、腹筋群の強化のためいわゆる起き上がり腹筋運動（背臥位からの腰椎屈曲による起き上がり運動）は実施すべきではありません。髄核の後方移動を防止できないためです。

また、脊柱管狭窄症 ▶ P.47 では椎間孔径が縮小する腰椎伸展運動は実施すべきではありません。

腰椎の屈曲時・伸展時の椎間関節や椎間板に及ぼす影響

【腰椎の屈曲時】

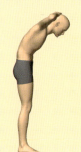

1. 髄核の後方移動（神経組織が圧迫される）
2. 椎間孔の拡大
3. 椎間関節から椎間板への負担
4. 後方結合組織（黄色・棘間・棘上・後縦靭帯〔次頁参照〕、椎間関節関節包）と線維輪後縁の張力増大
5. 線維輪前方部の圧迫

【腰椎の伸展時】

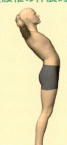

1. 神経組織から離れる方向への髄核の前方移動
2. 椎間孔の径の縮小
3. 椎間板から椎間関節への負担
4. 後方結合組織と線維輪後縁の張力減少
5. 線維輪前方部への伸張

キーワード　椎間孔（ついかんこう）…隣り合った椎骨同士の突起が合わさったところの両外側に開いたすき間のこと。

他動的制御 ❹
靱帯と筋の安定性への影響

屈曲、伸展、側屈を制限する靱帯

脊柱には大小多くの**靱帯**があります。脊柱の靱帯は、すべて中間位では緩み、可動範囲最終域では緊張し、それ以上の動きを制限します。

それぞれの動きを制限するのは下の表にある靱帯です。

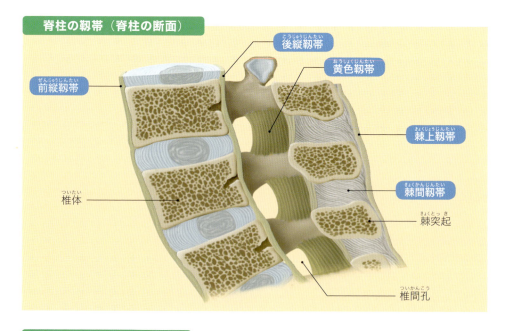

脊柱の靱帯（脊柱の断面）
- 前縦靱帯
- 後縦靱帯
- 黄色靱帯
- 棘上靱帯
- 棘間靱帯
- 棘突起
- 椎体
- 椎間孔

脊柱の動きを制限する靱帯

制限される動き	動きを制限する靱帯
屈曲を制限	●棘間靱帯、棘上靱帯、関節包、黄色靱帯、後縦靱帯
伸展を制限	●前縦靱帯
側屈を制限	●対側横突間靱帯、黄色靱帯、関節包
回旋を制限	●関節包

キーワード 関節包…関節を包んでいる袋状の組織。内側に滑膜という膜があり、そこから滑液（関節液）が分泌される。

PART 3　姿勢調整に関わる構造の安定性

筋の拘縮が他動的制御にも影響を及ぼす

　筋による姿勢の制御は、随意的な筋収縮による「自動的制御」に属しますが、筋の弾性が損なわれたりすることで「他動的制御」に影響を与えてしまう場合もあります。

　筋に正常な弾性があれば、脊椎や四肢の運動が制限されることはありません。脊椎においても筋の弾性が正常であれば、骨や靭帯、筋膜による「他動的制御」によって動的安定性および制御が得られます。しかし、筋に拘縮が発生すると、その筋の収縮とは反対側の運動が制限されることになります。

　筋・筋膜のインバランスは、不良姿勢において大きな問題を占めることになりますが、詳細は後述します。

NOTE

椎間板ヘルニア

椎間板ヘルニアは、椎間円板の線維輪に亀裂が生じ、中の髄核が後方に突出・逸脱して神経根や脊髄を圧迫する病態。特に多いのが、頸椎椎間板ヘルニアと腰椎椎間板ヘルニアである。

●頸椎椎間板ヘルニア
主として加齢による椎間円板の変形によって起こり、30～50歳代に多く見られる。

●腰椎椎間板ヘルニア
20～40歳代の男性に多い（女性の2～3倍）。腰痛や坐骨神経痛、大腿神経痛などの痛みやしびれが見られる。

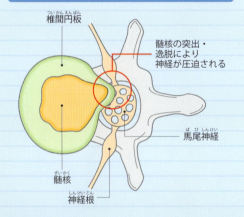

腰椎椎間板ヘルニア

脊柱管狭窄症

脊柱管を走行している神経組織（馬尾、神経根）が圧迫されて、神経症状が生じる状態のこと。主として、加齢による変形性脊椎症、変形すべり症、変形側弯症などにより、椎間関節の変形や椎間円板の膨隆、黄色靭帯の肥厚、骨棘の形成などが生じることが原因である。

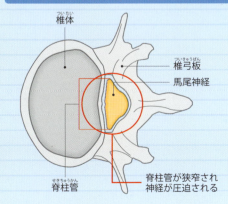

腰部脊柱管狭窄症

キーワード　拘縮… 軟部組織が固くなって関節の動きが悪くなってしまう状態。

他動的制御 ⑤
筋膜の安定性への影響

「第2の骨格」とも呼ばれる筋膜

　筋膜とは、全身の筋のほか、骨や心臓、脳などの臓器をすべて包み込んでいる膜のことで、全身をくまなく覆っていることから「第2の骨格」とも呼ばれる重要な存在です。**筋肉を正しく動かすためには、この筋膜が柔軟に動くことが大切です。**筋のインバランスだけでなく、静止時の筋膜配列のインバランスや、筋の硬さが慢性化した場合に発生する筋膜の機能異常も不良姿勢の大きな問題となります。

　筋膜は水溶液状の間質液、つまり**基質**の中の**コラーゲン線維**と**エラスチン線維**、さらには**ヒアルロン酸**でできています。**筋膜の機能異常**とは、簡単にいえば、筋膜を形成するコラーゲン線維とエラスチン線維が密集して高密度化を生じ、基質が脱水を起こしてゼラチン状に粘り気を増して分

筋膜の構造（図1）

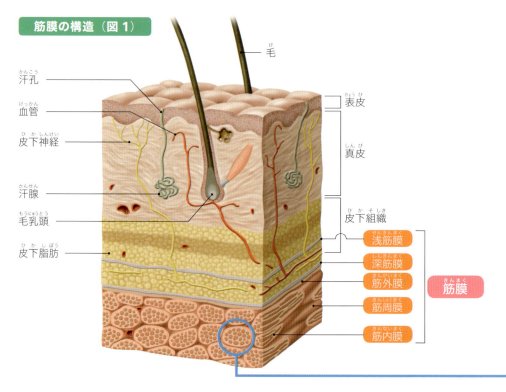

キーワード　**支帯**…腱の浮き上がりを防止している線維性結合組織。

PART 3　姿勢調整に関わる構造の安定性

散することで、筋膜の滑りを助けていたヒアルロン酸が凝集化して水あめのようになることで滑りが悪くなることです。

筋膜がよじれたり、癒着したりすると、筋膜そのものだけでなく、上にある皮膚や下にある筋肉も動きづらくなります。そのため、良い姿勢や動作が取りづらくなり、腰痛や肩こりの原因となるだけでなく、そこを通る血管やリンパ、神経も影響を受け、痛みやしびれが生じることもあります。**筋を正しく動かすためには、それを包み込む筋膜を柔軟に保つことが大切なのです。**

伸び縮みすることで姿勢をコントロール

筋膜は、大きく**浅筋膜**と**深筋膜**に分けられます（図1・2）。
浅筋膜…皮膚・皮下組織と筋の間に位置し、皮下組織の一部に当たる。
深筋膜…筋のすぐ上に位置する斜め・縦・横に走行する3層構造です。**腱膜筋膜**または**伝達筋膜**とも呼ばれます。

その下には筋を包む**筋外膜**（または**協調筋膜**）、1つずつの筋束を包む**筋周膜**、個々の筋線維を包む**筋内膜**が連続して存在します。

筋膜(注＊)は、**コラーゲン（膠原）線維**と、わずかな**エラスチン（弾性）線維**で構成されています。筋内膜だけはコラーゲン線維だけでできています。

エラスチン（弾性）線維は、文字通り、ゴムのような弾性に富んだ性質です。コラーゲン線維は弾性には乏しいですが、張力に対しては強い抵抗性を示します。

コラーゲン線維は通常、波状に縮んだ状態にあります。外部から力が加わると、この波状の部分が直線状に変化することで長さが変化しますが、線維自体が伸びることはありません。逆に弾性に富んだエラスチン線維は、線維自体が伸びやすい性質で、最大2.5倍の長さまで伸びます（次ページ図3）。このことが、姿勢をコントロールする上で重要な要素となっています。

（注＊）広義の膜組織としては高密度平面組織シート（中隔・関節包・腱膜・臓器包・支帯）や靭帯・腱も含まれる。

筋膜の構造（図2）

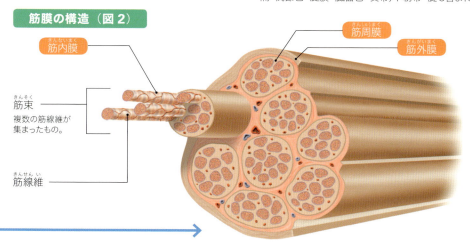

筋内膜
筋束　複数の筋線維が集まったもの。
筋線維
筋周膜
筋外膜

キーワード　**基底張力**…その物質が元々持っている張力。

49

筋膜の安定性への影響

相互のネットワークとして機能

　筋膜は、例えば上腕筋などの区画ごとに筋を囲みますが、その中で上腕二頭筋と上腕三頭筋を分離させている**筋間中隔**と呼ばれるものも筋膜です。そして関節を越えて連続する筋膜区画同士（例えば上腕筋と三角筋など）をつなぐ配列を**筋膜配列**と呼び、これらは**支帯**によって同期されます（→ P.51 図）。また、筋線維の一部は筋外膜から深筋膜へ挿入し、付着部を形成しています。このことによって、筋の収縮はその上を覆っている筋膜にも伝達され、筋膜のネットワークを介して隣接筋など他の筋にも力が伝達されるのです。
　筋膜とは、皮下組織と筋組織の間を結合させる線維性結合組織膜であり、相互に接続したネットワークでもあるのです。
　外部からの力が加わった際などには、筋膜組織は局所的な緊張の要求に対して、組織全体の線維の配列や密度を適応させることで、ネットワークとして対処します。

筋膜が筋の動きを滑らかにする

　生体において、すべての筋組織はお互いの上を自由に滑ること（滑走）が可能で、これが筋の動きを支えています。ある筋が収縮する際に、筋膜や隣接する筋線維同士が引っかかってしまっては、スムーズに収縮することができません。
　筋組織内の筋線維は、すべてが同時に収縮するわけではなく、逐次連結しながら収縮します。この筋線維の連続した動きは、滑走を妨げられていないときにのみ可能です。この滑走をスムーズにする緩衝剤として機能しているのが筋膜です。
　深筋膜層の間、深筋膜と筋外膜の間、筋内膜などの至るところに存在する**ヒアルロン酸**が、この滑走に寄与しています。しかし、同じ姿勢や同じ動作を反復し過ぎるとヒアルロン酸が凝集してしまい、筋膜の粘弾性が増し、滑りが悪くなります。また、粘弾性の増加は、筋膜の高密度化（柔軟性低下と筋出力低下）の原因にもなります。

筋膜の張力が姿勢の保持に寄与する

　姿勢の調節には、筋膜の張力も大きな影響を及ぼします。静的な姿勢は筋膜配列による基底張力によって保持されています。筋膜配列とは、筋膜によって結び付けられ、一方向性の力を発揮するように連鎖する複数の筋膜単位のことです。関節をま

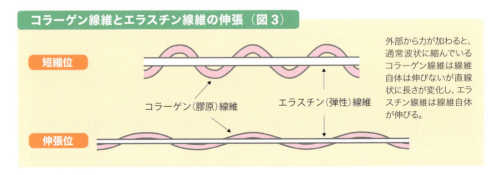

コラーゲン線維とエラスチン線維の伸張（図3）

短縮位　　コラーゲン（膠原）線維　　エラスチン（弾性）線維　　伸張位

外部から力が加わると、通常波状に縮んでいるコラーゲン線維は線維自体は伸びないが直線状に長さが変化し、エラスチン線維は線維自体が伸びる。

キーワード　自由神経終末… 痛みなどを感じる神経線維の端部で感覚器の末端に存在する。

PART 3　姿勢調整に関わる構造の安定性

たいで力を発揮する二関節筋線維によって張力をかけられており、姿勢の維持にも関与しています。

　通常、静的な立位姿勢では意識的な姿勢制御は必要とされず、筋膜の張力が立位姿勢での身体の保持に役立ちます。姿勢のアライメントが動揺し、重心が立位の支持基底面の周辺に偏ってくると、筋膜の張力がある箇所の筋紡錘を局所的に刺激し、その箇所に不適切な筋収縮が引き起こされることになります（→ P.90 反射回路の図）。不良姿勢や、異常運動パターンによって、**関節を動かす筋力のベクトルが収束する筋外膜上の直径約1cmほどの部分**が高密度化をきたして疼痛（痛み）が生じると、その疼痛を避けようとして姿勢を変えたり、動作のフォームを変えようとする動きが生じます。

筋膜がネットワークを介してバランスをとろうとして痛みが発生

　筋膜の張力が高密度化によって変性すると、神経受容体がこの異常に対して反応し、疼痛信号によって潜在的な危険を知らせます。身体はこの疼痛信号を姿勢を変えることなど（姿勢代償）で中和しようとします。ある筋の筋膜で張力に変調が起きると、筋膜のネットワーク全体での張力を保持するために、同じ筋膜配列に沿った別の筋膜で反対の張力を引き起こすのです。

　例えば、大腿筋膜張筋がその牽引力を増加させて筋膜の張力が強まった場合、同じ配列に属する長趾伸筋の筋膜で反対方向の牽引力が誘導され、張力のバランスをとろうとします。このような筋膜組織全体での張力の調整は多くの場合、急性痛を生じさせます。なぜなら、影響を受けた筋膜の分節にある関節周囲の自由神経終末が過剰および異常な牽引を受けるからです。

　そして、身体は平衡を再構築する手段として対側の代償を生じさせます。上記の場合でいうと、大腿骨内側の薄筋によって膝関節において反張力が生じ、外側の股関節と足関節の筋スパズムに対抗しようとすることになります。

　よって、姿勢を評価する場合、筋のインバランスだけでなく筋膜の視点からも分析を行う必要があるのです。また、本人が訴える痛みを伴う運動と、これまでの人生を通した既往歴を踏まえて姿勢を診ることも重要です。

ヒアルロン酸と皮膚・浅筋膜の滑走システム

すべての筋組織はお互いの上を自由に滑ることが可能。深筋膜層、深筋膜と筋外膜の間、筋内膜など至るところにあるヒアルロン酸がその滑走に寄与している。深筋膜と筋外膜の間も同様に滑走する。

支帯
脂肪
表皮
真皮
浅筋膜
深筋膜（腱膜筋膜）
筋外膜
筋周膜
筋内膜
筋線維を取り囲んでいる

キーワード　筋スパズム … 筋が異常に興奮して筋緊張が強くなった状態のこと。筋痙攣。

他動的制御 ❻

胸腰筋膜の安定性への影響

体幹部の筋と連動して腰椎を安定させる

筋膜の中でも姿勢と密接に関わるのが体幹部に存在する**胸腰筋膜**です。この筋膜は数層から成り、背部に広範囲にわたる筋膜系で、**脊柱起立筋**、**多裂筋**、**腰方形筋**、**腹横筋**によって支えられています。これら

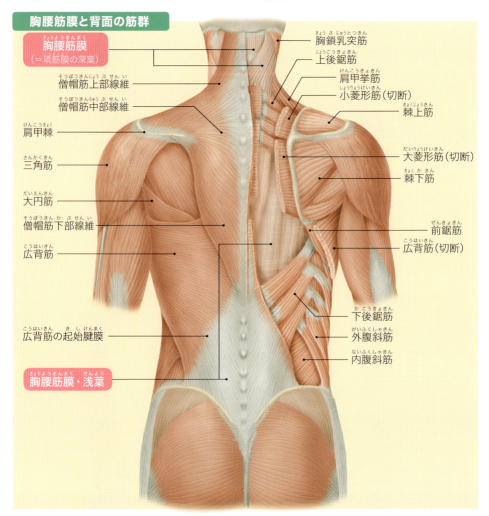

胸腰筋膜と背面の筋群

- 胸腰筋膜（＝項筋膜の深葉）
- 僧帽筋上部線維
- 僧帽筋中部線維
- 肩甲棘
- 三角筋
- 大円筋
- 僧帽筋下部線維
- 広背筋
- 広背筋の起始腱膜
- 胸腰筋膜・浅葉
- 胸鎖乳突筋
- 上後鋸筋
- 肩甲挙筋
- 小菱形筋（切断）
- 棘上筋
- 大菱形筋（切断）
- 棘下筋
- 前鋸筋
- 広背筋（切断）
- 下後鋸筋
- 外腹斜筋
- 内腹斜筋

キーワード **動的安定化機能**…姿勢の変化、歩行、外乱などの際に、姿勢を保持するもしくは別の安定した状態になる機能。立位や座位などの姿勢を静的に保持する機能を静的安定化機能という。

PART 3　姿勢調整に関わる構造の安定性

の筋群が胸腰筋膜の張力を高め、安定化機能に寄与しているのです。

　胸腰筋膜は、腰椎の屈曲限界域で緊張し、屈曲を制限するほか、動的な安定化機能も見られます。また、広背筋の腱膜と下後鋸筋、内腹斜筋および腹横筋とつながる線維が、胸腰筋膜の外縫線で一体となり、このためこれらの筋の収縮によって屈曲した筋膜を介して筋膜の張力が高まり、これも腰椎を安定させる力になります。

胸腰筋膜と背面の筋群（横断面）

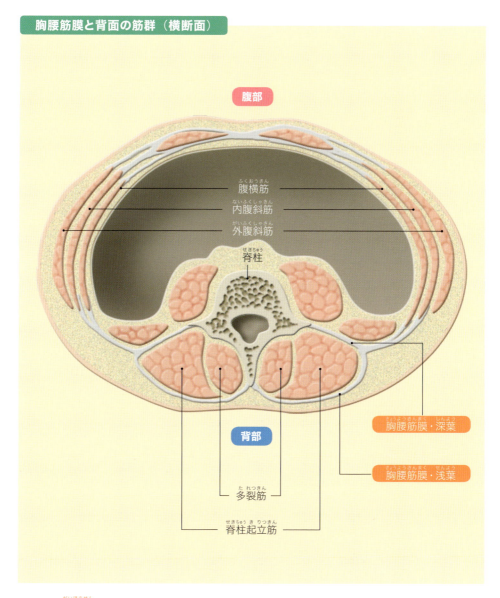

キーワード　外縫線……胸腰筋膜、広背筋の腱膜、下後鋸筋、内腹斜筋などが一体化する部分。

53

自動的制御 ❶
頸部・体幹の筋の安定性への影響

脊椎の動的安定化を支える体幹部の筋

　ここからは、自分の意思でコントロールできる筋を中心とした**自動的制御**が姿勢の安定性に与える影響を見ていきます。

　頸部および体幹の筋は、身体を動かす**動筋**（→P.92）として働くだけでなく、静的な姿勢を保つ際にも重力に抗する**拮抗筋**（→P.93）としても作用し、脊椎の安定に重要な役割を果たしています。このような動的安定化の働きが体幹の筋になければ、脊椎は直立位になると倒れてしまうことになります。

　これを防ぐために、体幹の浅い部分にある**浅部（グローバル）筋**と、深い部分にある**深部（コア）筋**（**インナーマッスル**ともいいます）が直立位を維持するために働いています（図1）。

脊椎の安定性と筋力・筋柔軟性の関係

　脊椎が十分に安定していないと、四肢の運動によって脊椎が不安定になってしまう場合があります。四肢の運動をつかさどる上肢あるいは下肢の筋が収縮すると、その力が伝わり、脊椎の構造およびこれを支える軟部組織に過度の負荷がかかるような脊椎の動きが生じます。

　例えば、立位で股関節が屈曲する場合を考えてみます。脊椎には、腰椎前弯の増強および脊椎が前方へずれる力が伝わります。腸腰筋が股関節を屈曲させる力に拮抗して、腹筋群が働くことで骨盤および腰椎が安定し、股関節をスムーズに動かすことができるのです。

　大胸筋や前鋸筋の体幹の周辺に位置する筋が押す力を発揮するには肋間筋および腹筋によって肋骨が安定している必要があります。動きの反復や、激しい動きによって、脊椎を安定させる筋系に局所的な疲労が生じると、脊椎の支持構造に障害が生じる可能性が大きくなります。

　また、股関節、肩および頸部の筋系で柔軟性や筋力のバランスが崩れると、脊椎に非対称性の力が加わり、姿勢に影響がおよぶことになります。

　体幹にあるグローバル筋もコア筋も、これらの障害を防ぐために、多くの分節に分かれた脊椎に安定性をもたらす重要な役割を果たしています。

張り綱構造で脊柱を支えるグローバル筋

　脊椎の多くの分節にまたがる**グローバル筋群**は、脊柱を支える大きな張り綱の役割を果たします。重心が移動する体幹に加わる外部荷重に対応するためのものです。

　グローバル筋は、脊椎に直接付着することがほとんどないため、張り綱のような構

キーワード **外部荷重**… 構造物に外部から加わる力。

PART 3 姿勢調整に関わる構造の安定性

造で脊椎を押し縮める方向に作用する圧縮荷重をかける構造で、脊椎の個々の分節を安定させています。

個々の分節が不安定になると、この分節領域の随意的に動かない組織に負荷が加わり、グローバル筋の張り綱構造による圧縮荷重が、逆に脊柱に苦しい状態をもたらし、持続させることになります（図2左）。

個々の分節を支えるコア筋

一方、脊椎の分節にそれぞれ直接付着する**コア筋**は、運動の方向に関係なく働きます。個々の分節に動的安定性の保持をもたらし、運動の限界点で動かない組織に負荷がかからないよう、各分節を安定した位置に維持する働きがあります（図2右）。

体幹部のグローバル筋・コア筋（図1）

頸部	グローバル筋	●胸鎖乳突筋・斜角筋・肩甲挙筋・僧帽筋上部線維・脊柱起立筋
	コア筋	●前頭直筋・外側頭直筋・頸長筋など
腰部	グローバル筋	●腹直筋・外腹斜筋・内腹斜筋・腰方形筋（側部）・脊柱起立筋・腸腰筋
	コア筋	●腹横筋・多裂筋・腰方形筋（深部）・回旋筋群（深部）など

体幹のグローバル筋の張り綱機能とコア筋による分節的安定性（図2）

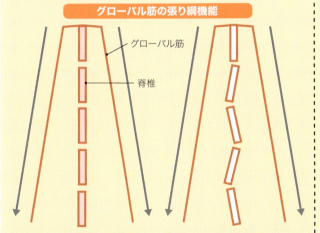
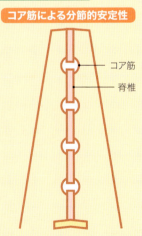

グローバル筋群は脊椎に直接付着することがほとんどない。張り綱のような構造で脊椎を押し縮めるような方向に圧縮荷重をかけて脊椎の各分節を安定させている。

脊椎の個々の分節が不安定になると、随意的に動かない組織に負荷が加わり、圧縮荷重が逆に脊柱に苦しい状態をもたらし、持続させることになる。

コア筋は各分節を安定した位置に維持する働きがある。

キーワード 圧縮荷重… 物体を押し縮める方向に作用する力。

頸部・体幹の筋の安定性への影響

姿勢保持筋には持久性に優れた筋線維が多い

また、筋持久力の観点から見ると、脊柱を通常の状態で安定させるためには、個々の筋に最大収縮力の10％程度を発揮させるだけで十分です。しかし、脊椎を他動的に保持する関節円板や靱帯に、障害や弛緩などがあると、その保持力が不足し、それを補うために筋力が必要となります。

筋線維は、図4の2つに分類できます。

魚類や鳥類では筋全体が白色の**typeⅡ線維**、あるいは赤色の**typeⅠ線維**に区別できるものもありますが、ヒトでは両方の筋線維が1つの筋に混在し、その比率（**筋線維組成**）は筋によって異なります。

ヒトでは、**typeⅠ線維は主に姿勢保持筋に多い**、つまり、背部の筋にはtypeⅠ線維のほうが大きな割合を占めていることがわかっており、姿勢の安定化に筋が果たす役割を反映しているといえます。

筋線維の種類（図4）

筋線維	特徴
typeⅠ線維	● 持久力に優れている。 ● 遅筋線維、赤筋とも呼ばれる。 ● 主に姿勢保持筋に多く存在する。
typeⅡ線維	● 収縮速度と収縮力に優れている。 ● 速筋線維、白筋とも呼ばれる。 ● 主に運動筋に多く存在する

胸郭の構造（図3）

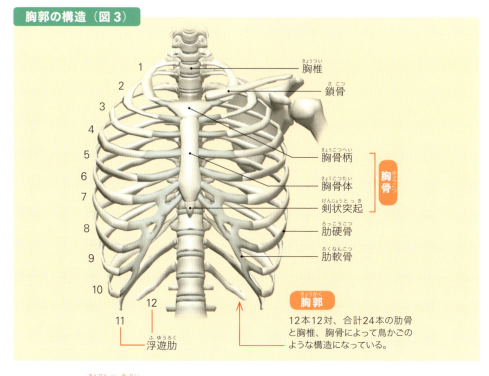

胸椎／鎖骨／胸骨柄／胸骨体／剣状突起／肋硬骨／肋軟骨／胸骨／浮遊肋／胸郭

胸郭：12本12対、合計24本の肋骨と胸椎、胸骨によって鳥かごのような構造になっている。

キーワード **筋線維組成**… typeⅠ線維とtypeⅡ線維の比率のこと。筋によって比率が異なる。

PART 3　姿勢調整に関わる構造の安定性

呼吸筋も姿勢の安定性に関わる

　呼吸も姿勢や安定性に影響を及ぼします。息を吸うと胸椎が伸展、胸郭が挙上し、脊椎が正しく配列します。**肋間筋**も呼吸時に肋骨を安定させて動かす姿勢筋として機能します。

　呼吸に関わる**横隔膜**も、腹横筋と共同して安定化機能に寄与します。特に急激な腕の動きに対するフィードフォワード反応では、両者の共同作用が顕著になり、腕の動きに先んじて横隔膜の収縮および腹腔内圧の増大が生じます。この動きは呼吸相や腕の動きの方向に関係なく起こります。

　四肢の運動を反復した際には、腹横筋および横隔膜の活動は、吸息時にも呼息時にも呼吸の所要量を満たすように修正され、脊椎への安定性も得られます。

呼吸筋（図5）

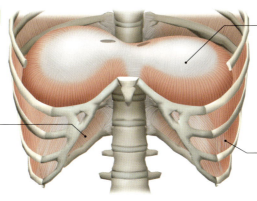

横隔膜
横隔膜の中央には膜状の腱（腱膜）があり、これを中心にドーム状に盛り上がっている。このドームが上下することで呼吸が行われる。

内肋間筋
外肋骨筋の裏側にある筋
[機能] 呼吸時に胸郭を狭める（呼気時）。ただし、内肋間筋前部線維は吸気時に働く。

外肋間筋
肋骨と肋骨の間にある筋
[機能] 呼気時の胸郭の拡張（吸気時）

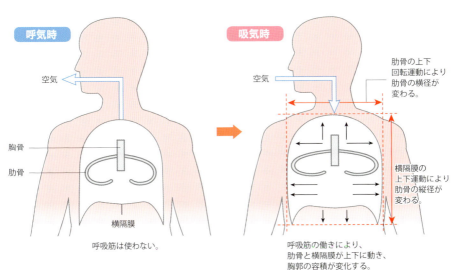

呼気時／吸気時
呼吸筋は使わない。
呼吸筋の働きにより、肋骨と横隔膜が上下に動き、胸郭の容積が変化する。
肋骨の上下回転運動により肋骨の横径が変わる。
横隔膜の上下運動により肋骨の縦径が変わる。

[キーワード] **フィードフォワード反応**… 次に起こる運動や外乱を検知して、その影響に対して事前に対処する反応。

自動的制御 ❷
腹筋群と安定性の関係

筋力増大エクササイズ
P.66〜
P.70〜
P.76〜

腹筋群のグローバル筋 主な筋とその役割

姿勢の安定性において、グローバル筋とコア筋が重要な役割を果たしていることがわかったところで、ここからは個々の筋がどのように働いているかを具体的に見ていきましょう。まずは、**腹筋群**からです。

腹直筋（図1）

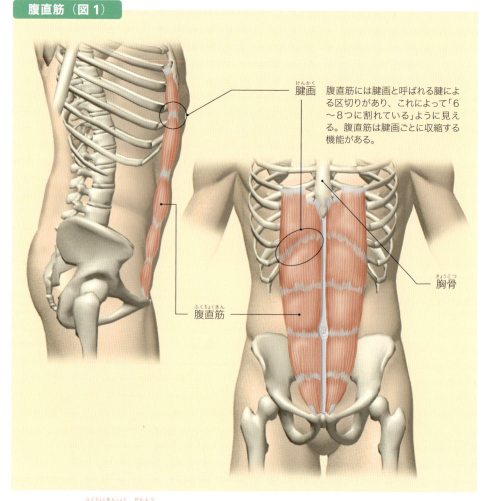

腱画
腹直筋には腱画と呼ばれる腱による区切りがあり、これによって「6〜8つに割れている」ように見える。腹直筋は腱画ごとに収縮する機能がある。

胸骨

腹直筋

キーワード
腹直筋鞘・前葉…腹直筋を前から包む腱膜。
腹直筋鞘・後葉…腹直筋を後ろから包む腱膜。

PART 3　姿勢調整に関わる構造の安定性

腹筋群のグローバル筋には**腹直筋**（図1）、**外腹斜筋**および**内腹斜筋**（図2）があります。多分節にまたがる大きなグローバル筋で、姿勢の重心動揺に対して脊椎を安定させる重要な張り綱としての役割を持っています。

外腹斜筋と内腹斜筋（図2）

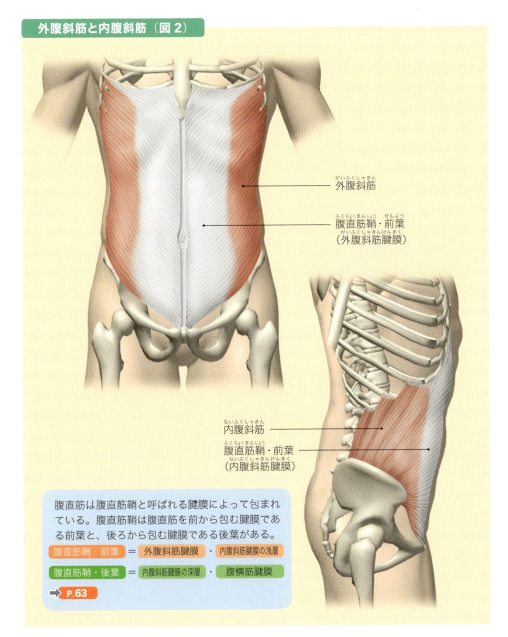

外腹斜筋
腹直筋鞘・前葉（外腹斜筋腱膜）
内腹斜筋
腹直筋鞘・前葉（内腹斜筋腱膜）

腹直筋は腹直筋鞘と呼ばれる腱膜によって包まれている。腹直筋鞘は腹直筋を前から包む腱膜である前葉と、後ろから包む腱膜である後葉がある。

| 腹直筋鞘・前葉 | ＝ | 外腹斜筋腱膜 | ・ | 内腹斜筋腱膜の浅層 |
| 腹直筋鞘・後葉 | ＝ | 内腹斜筋腱膜の深層 | ・ | 腹横筋腱膜 |

➡ P.63

キーワード　腱膜…平坦な広い疎性結合組織の膜のこと。

59

腹筋群と安定性の関係

腹筋群のコア筋 主な筋とその役割

コア筋、いわゆるインナーマッスルの中でも、**腹横筋**(図4)と**多裂筋**(→ P.65)は急激な四肢の運動により姿勢が崩れると、最初に活動的になる筋であることが明らかになっています。また、腹圧を高めてコルセットの役割を果たす筋としては、横隔膜と**骨盤底筋群**(図5)の働きも重要です。

腹部の筋肉の横断面（図3）

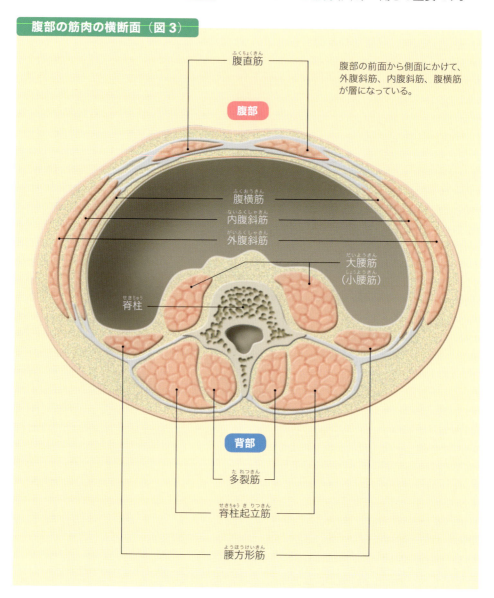

腹部の前面から側面にかけて、外腹斜筋、内腹斜筋、腹横筋が層になっている。

キーワード **腹圧** … 腹筋群と横隔膜、骨盤底筋群の収縮によって生じる腹腔内の圧力。

PART 3　姿勢調整に関わる構造の安定性

腹横筋と骨盤底筋群の協調

　腹横筋は、腹筋群のうち最も深層にある筋で、姿勢の重心動揺に独自に対応します。腹横筋は、胸腰筋膜の後層および中間層を介して腰椎の後部に付着し、この作用を通じて腹部および腰椎周囲を支持する張力を生み出します。**この腹横筋だけが、体幹の等尺性屈曲時**（身体が前に倒れようとするとき）**と伸展時**（身体が後ろに倒れようとするとき）**に作用しますが、これは腹横筋の安定化機能によるものです。**

　腹横筋は、四肢がどのような方向に運動しても、急激な腕や足の運動にフィードフォワード反応で対応し、安定化に寄与します。また、呼吸とも協調して働き、さらには骨盤底筋群との協調関係もあります（図6）。

　腹筋群が強く収縮すると、骨盤底筋群全体が反応して収縮します。恥骨尾骨筋は腹横筋と、腸骨尾骨筋と尾骨筋は腹斜筋といっしょに収縮する傾向があります。恥骨直腸筋は腹直筋と関連して動きます。腸骨尾骨筋と尾骨筋の両側性の収縮は仙骨を後屈させます。

腹横筋と腹直筋鞘（図4）

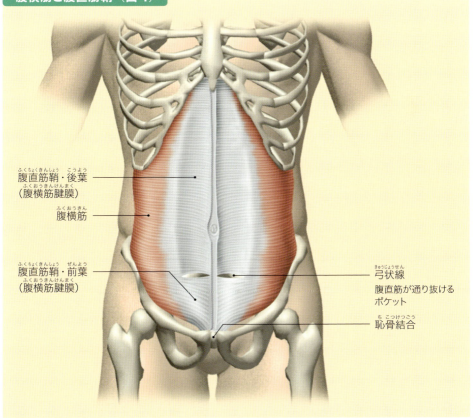

- 腹直筋鞘・後葉（腹横筋腱膜）
- 腹横筋
- 腹直筋鞘・前葉（腹横筋腱膜）
- 弓状線　腹直筋が通り抜けるポケット
- 恥骨結合

キーワード　等尺性…筋長が一定であること。筋長が一定で収縮することを等尺性収縮という。静止性収縮と同義語として使用されることが多いが、静止性収縮のほうが広い意味を持つ。

腹筋群と安定性の関係

骨盤底筋群（図5）

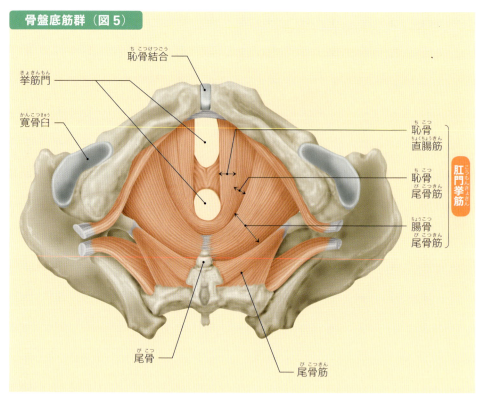

横隔膜と腹筋群と骨盤底筋群（図6）

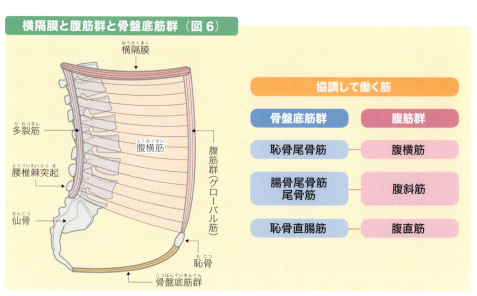

協調して働く筋	
骨盤底筋群	腹筋群
恥骨尾骨筋	腹横筋
腸骨尾骨筋 尾骨筋	腹斜筋
恥骨直腸筋	腹直筋

キーワード　仙骨…脊椎下部にある三角形の骨。左右の寛骨と結合し、骨盤の一部を形成する。

腹直筋と腹直筋鞘の構造

腹直筋には3〜4つの腱画があり、これによって「6〜8つに割れている」ように見える状態になります。この腱画は、通常は剣状突起下端の高さ、剣状突起と臍との中間の高さ、臍の高さ、臍と恥骨との中間の高さに見られます。腹直筋は板のような1枚の筋ではなく、腱画ごとに収縮する機能があります。一番下の腱画の場所には、弓状線という腹直筋が通り抜けるポケットが開いています（図4）。

腹直筋は**腹直筋鞘**と呼ばれる腱膜によって包まれています。この弓状線の上部には**腹直筋鞘・前葉**（外腹斜筋腱膜と内腹斜筋腱膜・浅層）と**腹直筋鞘・後葉**（内腹斜筋腱膜・深層と腹横筋腱膜）がありますが（図6上）、下部では前葉だけになります（図6下）。すなわち、下部では外腹斜筋腱膜・内腹斜筋腱膜・腹横筋腱膜がすべて前葉として腹直筋の前面に回り込むことになるのです。下腹部が姿勢の安定性にいかに重要かということが、この構造からよくわかります。

腹直筋鞘の構造（図6）

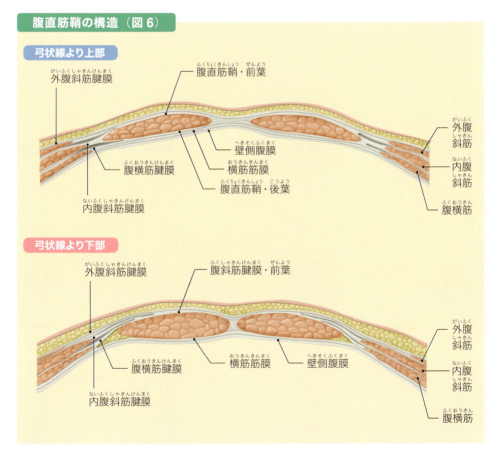

キーワード　恥骨… 骨盤を形成する寛骨の前方下部にある骨で、左右の寛骨を前部で結合する部位にある。左右の恥骨が結合する部分を恥骨結合という。

自動的制御 ❸
脊柱起立筋と多裂筋と安定性の関係

筋力増大エクササイズ P.72〜

体幹の重要な張り綱 脊柱起立筋

背部の代表的なグローバル筋が**脊柱起立筋**です。脊柱起立筋は長い多分節伸筋で、仙椎および下位腰椎に大きな質量のかかる筋腱でもあります。姿勢の重心動揺に対して体幹を制御する重要な張り綱として機能するのは、ほかのグローバル筋と同様です。

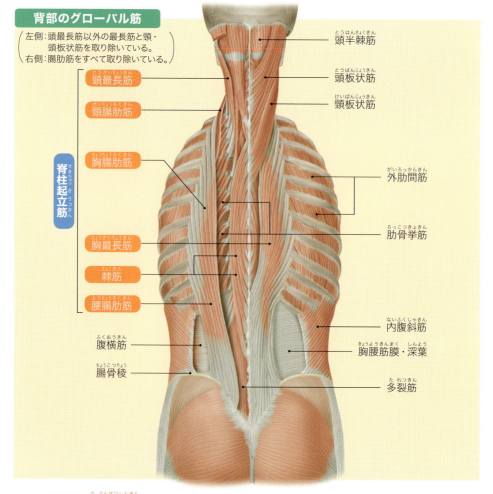

背部のグローバル筋
（左側：頭最長筋以外の最長筋と頸・頭板状筋を取り除いている。
右側：腸肋筋をすべて取り除いている。）

脊柱起立筋：頭最長筋／頸腸肋筋／胸腸肋筋／胸最長筋／棘筋／腰腸肋筋

腹横筋／腸骨稜／頭半棘筋／頭板状筋／頸板状筋／外肋間筋／肋骨挙筋／内腹斜筋／胸腰筋膜・深葉／多裂筋

キーワード　多分節伸筋…一関節だけでなく、多くの関節をわたる伸展筋。

PART 3　姿勢調整に関わる構造の安定性

脊椎分節の運動を制御する多裂筋

　コア筋としては、脊柱起立筋と並行している**多裂筋**があります。多裂筋群は多線維束で、typeⅠ線維 → P.56 と大きな毛細血管網が密に分布しており、安定筋としての役割が際立っています。この筋の分節性付着により、脊椎分節の運動を制御し、脊椎を強固にすることができます。

　多裂筋は腰背部筋膜の後層と中間層に包まれ、このために容積および筋収縮がこの筋膜に加わる張力、ひいては筋膜の安定化機能を高めます。また、多裂筋は仙骨を前屈させる働きがありますので、仙骨を後屈させる肛門挙筋・尾骨筋 → P.62 と協力して仙骨の位置をコントロールします。

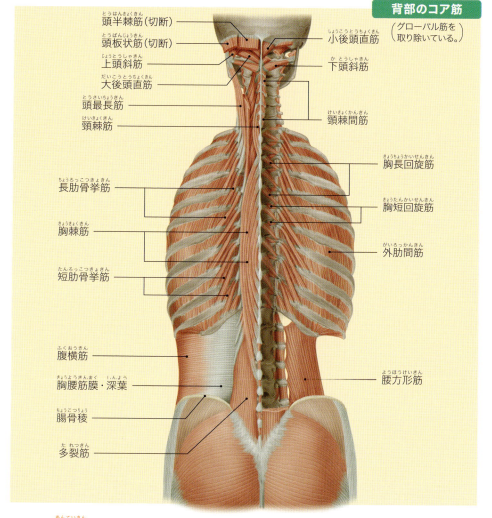

背部のコア筋（グローバル筋を取り除いている。）

頭半棘筋（切断）
頭板状筋（切断）
上頭斜筋
大後頭直筋
頭最長筋
頸棘筋
長肋骨挙筋
胸棘筋
短肋骨挙筋
腹横筋
胸腰筋膜・深葉
腸骨稜
多裂筋
小後頭直筋
下頭斜筋
頸棘間筋
胸長回旋筋
胸短回旋筋
外肋間筋
腰方形筋

キーワード　**安定筋（固定筋）**…関節運動を行うとき、この関節以外の関節や骨を静止性収縮で固定する筋。

自動的制御—腰椎・骨盤部を安定させるエクササイズ ❶

下腹部筋力の増大

腹横筋を活性化する引き込み法

腰椎や骨盤の安定化にはコア筋である腹横筋（→ P.61 ）のエクササイズが有効です。腹横筋を随意に活性化する方法としては**ドローイング・イン**（drawing-in）とも呼ばれる**引き込み法**が、よく用いられており、腰痛患者のトレーニングとしても効果が認められています。

エクササイズ 1　引き込み法

下腹部を下着のゴムから離すように、おへそを脊柱の方向にゆっくり引き込みます。10秒間保持を10回実施しますが、エクササイズ中は呼吸は止めないようにしてください。まず、膝を曲げた背臥位で行い、その後、腹臥位、四つ這い位、立位でもできるように進めていきます。

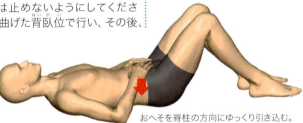

おへそを脊柱の方向にゆっくり引き込む。

エクササイズ 2　一側の下肢の開排運動 （一側の下肢＝片方の下肢）

背臥位での引き込み法ができるようになったら、引き込み法を維持したままでの動的運動へと進めます。膝を曲げた背臥位で引き込み法を維持したまま、一側の下肢を開排させます。この運動では、骨盤の回旋を防ぐ制御が必要となります。対側の下肢は安定性を補助します。手には力を入れないでください。持久力を向上させるためには1分間の反復を目標としましょう。できるようになったら、重りを使用して負荷量を増やし、反復回数を減らすことで筋力を高めていきます。

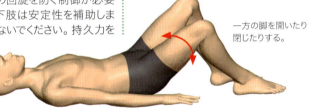

一方の脚を開いたり閉じたりする。

PART 3　姿勢調整に関わる構造の安定性

エクササイズ 3　一側の下肢の屈曲・伸展運動
（対側を治療台の上におく）

対側の足を治療台におき、背臥位で引き込み法を維持したまま、
A：一側の脚を曲げた状態で持ち上げて股関節を90°屈曲させる。
B：一側の踵を滑らせて膝関節を伸展させる。
C：一側の脚をまっすぐにして股関節を45°まで持ち上げる。

以上の3種類のエクササイズから選んで行います。**C**になるほど難易度は高くなります。手には力を入れないでください。やはり、持久力を向上させるためには1分間の反復を目標とし、できるようになったら重りを使用して負荷量を増やして反復回数を減らすことで筋力を高めます。

A

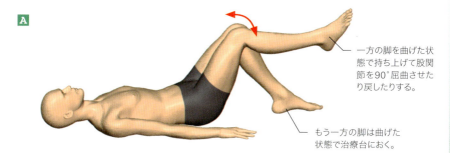

一方の脚を曲げた状態で持ち上げて股関節を90°屈曲させたり戻したりする。

もう一方の脚は曲げた状態で治療台におく。

B

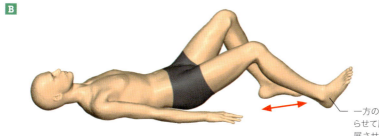

一方の脚の踵を滑らせて股関節を伸展させたり屈曲させたりする。

C

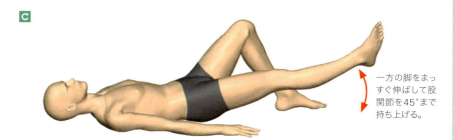

一方の脚をまっすぐ伸ばして股関節を45°まで持ち上げる。

67

下腹部筋力の増大

エクササイズ 4 一側の下肢の屈曲・伸展運動
（対側の下肢を上肢で保持する）

A B もしくは C のエクササイズを対側の下肢を、股関節90°屈曲した状態で両手で保持して行います。
持久力を向上させるためには1分間の反復を目標とし、できるようになったら重りを使用して負荷量を増やして反復回数を減らすことで筋力を高めます。

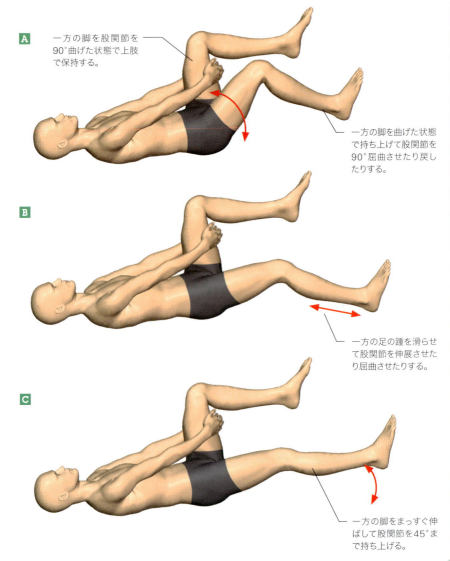

A 一方の脚を股関節を90°曲げた状態で上肢で保持する。

一方の脚を曲げた状態で持ち上げて股関節を90°屈曲させたり戻したりする。

一方の足の踵を滑らせて股関節を伸展させたり屈曲させたりする。

一方の脚をまっすぐ伸ばして股関節を45°まで持ち上げる。

PART 3　姿勢調整に関わる構造の安定性

エクササイズ 5　一側の下肢の屈曲・伸展運動（対側の下肢を浮かせる）

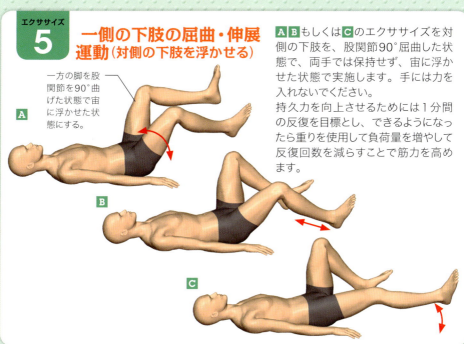

一方の脚を股関節を90°曲げた状態で宙に浮かせた状態にする。

ⒶⒷもしくはⒸのエクササイズを対側の下肢を、股関節90°屈曲した状態で、両手では保持せず、宙に浮かせた状態で実施します。手には力を入れないでください。
持久力を向上させるためには1分間の反復を目標とし、できるようになったら重りを使用して負荷量を増やして反復回数を減らすことで筋力を高めます。

エクササイズ 6　両側の下肢の屈曲・伸展運動

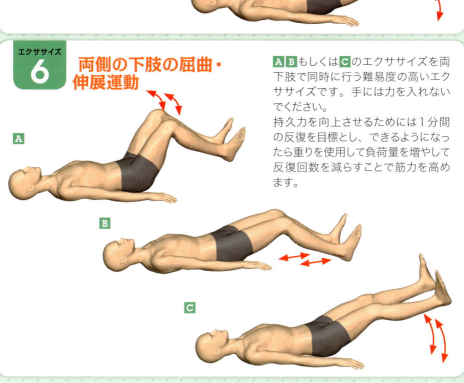

ⒶⒷもしくはⒸのエクササイズを両下肢で同時に行う難易度の高いエクササイズです。手には力を入れないでください。
持久力を向上させるためには1分間の反復を目標とし、できるようになったら重りを使用して負荷量を増やして反復回数を減らすことで筋力を高めます。

69

自動的制御—腰椎・骨盤部を安定させるエクササイズ②

上部腹筋力の増大

腹直筋の筋力増大

腹直筋（→ P.58）は腱画によって分けられており、下部から、あるいは上部から収縮することが可能な構造となっています。下部腹筋力の増大が達成されるに従い、

エクササイズ 1　脊柱の上部からの屈曲

引き込み法を維持したまま、体幹を巻き込むように肩を床から浮かせます。腹筋群の筋力が弱い場合、起き上がるにつれて腸腰筋による股関節屈曲の代償が生じて足部が浮いてきてしまいます。足部が浮く場合には、その手前までで止めてください。

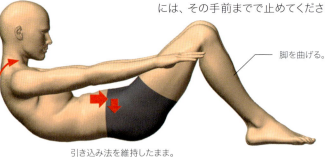

体幹を巻き込むように肩を床から浮かせる。

脚を曲げる。

引き込み法を維持したまま。

エクササイズ 2　脊柱と股関節の屈曲（中レベル）

下肢を伸ばした背臥位で、体幹を巻き込みながら、上体が起き上がるまで続けます。その際、腕は前に伸ばして行います。
足部が浮く場合には、その手前までで止めてください。

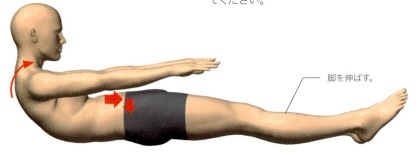

脚を伸ばす。

PART 3　姿勢調整に関わる構造の安定性

上部から引き起こす腹筋力も増大させることで、グローバル筋の強化にもなります。
　レベル１～４すべてにおいて、引き込み法 ➡ P.66 を維持したまま、20回×3セットを目安に実施します。呼吸は止めないように注意してください。

エクササイズ 3　脊柱と股関節の屈曲（高レベル）

下肢を伸ばした背臥位で、体幹を巻き込みながら、上体が起き上がるまで続けます。その際、腕は胸の前で組むようにします。足部が浮く場合には、その手前までで止めてください。

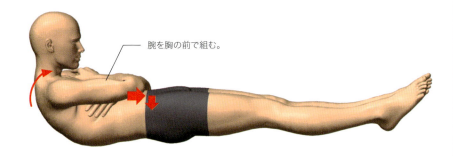

腕を胸の前で組む。

エクササイズ 4　脊柱と股関節の屈曲（最高レベル）

下肢を伸ばした背臥位で、体幹を巻き込みながら、上体が起き上がるまで続けます。その際、腕は頭の後ろで組むようにします。足部が浮く場合には、その手前までで止めてください。

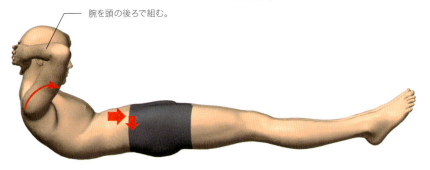

腕を頭の後ろで組む。

自動的制御—腰椎・骨盤部を安定させるエクササイズ③

背面の伸筋群筋力の増大

身体の背面の筋、伸筋群のエクササイズ

身体の背面の筋、伸筋群のエクササイズです。四つ這い位、または腹臥位で行いますが、まずは四つ這い位で開始の肢位を練習しましょう（下図）。

腰部および頸部で脊柱を中間位（屈曲も伸展もしていない状態）にし、引き込み法 ➡ P.66 を実施します。その際、視線は床を見るようにしましょう。

下腹部をゆっくりと引っ込めて、内臓の重さを支え、さらにおへそをゆっくりと脊柱の方向に引き上げるようにします。腰部が屈曲しないように背部の伸筋群も同時に収縮させることが大切です。

できるようになったら、引き込み法を維持したままで四肢を動かす段階へと進めます。

強度が増すと、脊椎に圧迫が加わりやすくなります。仙腸関節に負荷を生じさせたり、脊柱を伸展させるような位置までは下肢を挙上させないように注意してください。

脊椎は中間位に保つことが大切です。持久力を向上させるためには1分間の反復を目標とし、できるようになったら重りを使用するなど負荷を高めて反復回数を減らすことで筋力を高めます。

開始肢位

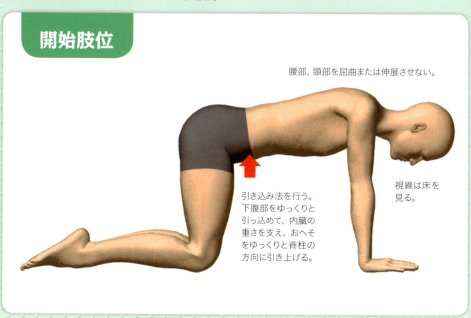

腰部、頸部を屈曲または伸展させない。

引き込み法を行う。下腹部をゆっくりと引っ込めて、内臓の重さを支え、おへそをゆっくりと脊柱の方向に引き上げる。

視線は床を見る。

PART 3 姿勢調整に関わる構造の安定性

エクササイズ 1 片側上肢の屈曲

四つ這いで上肢を片側ずつ頭の横に伸ばすように持ち上げます。
ここから紹介するエクササイズ1～6はすべてお腹に力を入れておくことを忘れないでください。

また、これらのエクササイズはすべて1分間の反復を目標に実施してみましょう。楽にできるようになったら、重りを使用するなど、負荷を高めて反復回数を減らすことで筋力を高めていきます。

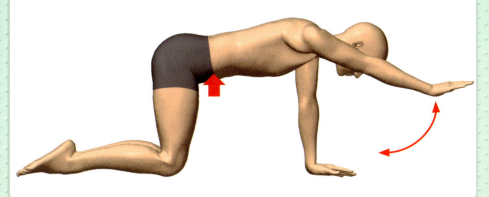

エクササイズ 2 片側下肢を滑らせて伸展

四つ這いの状態で、下肢を片側ずつ滑らせながら後方に伸ばします。
これも1分間の反復を目標に実施してみましょう。楽にできるようになったら、重りを使用するなど、負荷を高めて反復回数を減らすことで筋力を高めていきます。

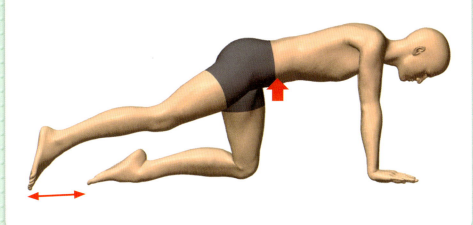

背面の伸筋群の増大

エクササイズ 3　片側下肢を伸展させ、マットから15〜20cm持ち上げる

四つ這いの状態で、下肢を片側ずつ伸ばしながら持ち上げます。
また、このエクササイズも1分間の反復を目標に実施してみましょう。楽にできるようになったら、重りを使用するなど、負荷を高めて反復回数を減らすことで筋力を高めていきます。

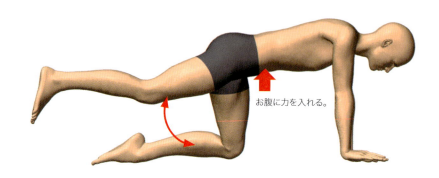

エクササイズ 4　片側上肢を屈曲させ、対側下肢を伸展

四つ這いの状態で、片側上肢を頭の横に伸ばしながら持ち上げ、対側の下肢を伸ばしながら持ち上げます。

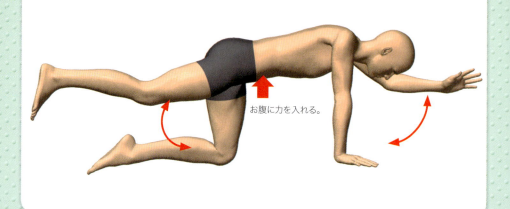

PART 3　姿勢調整に関わる構造の安定性

エクササイズ 5　片側下肢を伸展

腹臥位で片側の下肢を持ち上げます。

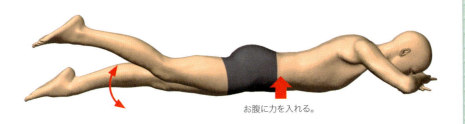

お腹に力を入れる。

エクササイズ 6　両側下肢を伸展

腹臥位で両側の下肢を持ち上げます。

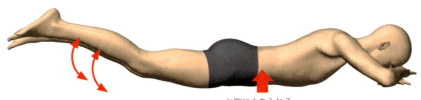

お腹に力を入れる。

エクササイズ 7　頭部、両肘、下肢を持ち上げる

腹臥位で両側の下肢と、頭部、両肘を持ち上げます。

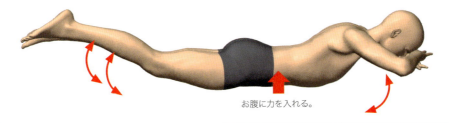

お腹に力を入れる。

自動的制御 ― 腰椎・骨盤部を安定させるエクササイズ ❹

骨盤底筋群筋力の増大

骨盤底筋群を強化する体操

　骨盤底筋群（→ P.62）は、骨盤の底に広がる薄い筋肉の集まりで、膀胱や子宮、直腸などを支えます。出産・肥満・便秘・加齢・更年期のホルモンバランスの乱れなど多くの要因により、女性の骨盤底筋群の筋力は弱ります。骨盤底筋群が緩むと、膀胱や子宮が下がり、尿道を締めにくくなるため尿漏れなども生じやすくなります。

　骨盤底筋群のエクササイズは、腹部よりも肛門・膣・尿道をキュッと締めて、骨盤底筋群を強化する体操です。肛門の括約筋と尿道の括約筋は連動しているので、体操

エクササイズ 1　背臥位で両立て膝

背臥位の立て膝で骨盤底筋群を締めたり緩めたりします。手は膣または肛門に触れておき、手から離れていくようにしましょう。

ここから紹介するエクササイズは、朝・夕の10～15分間に50回ずつ繰り返してください。

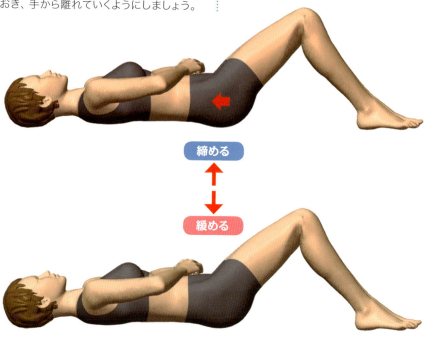

締める　⇅　緩める

PART 3　姿勢調整に関わる構造の安定性

を続けることで括約筋機能を高めることになり、尿漏れ防止にも役立ちます。男女の性別に関係なく、尿漏れ防止が期待できるので、ストレスや出産による女性の尿漏れ防止や前立腺癌手術後の男性の尿漏れ防止、加齢による中高年世代の尿漏れ予防などに効果的です。

体操の方法と回数

骨盤底筋群の引き上げと引き下げが自在にできるようになることが大切です。力を抜いて、肛門・膣・尿道を締めて（尿を途中で止めるようなイメージ）から、息を吸いながら骨盤底筋群を胃の方に吸い上げるように持ち上げます。持ち上げたままで10秒くらい止めたら、次に肛門・膣・尿道を20秒ほど緩めます。緩めるときは、トイレで排尿するときを想像してもらうとうまくいきます。うまくいきすぎると漏れてしまう場合もあるので、気をつけてください。

まずは、背臥位の立て膝から開始します（エクササイズ1）。次に骨盤挙上も同時に行うことで殿筋も収縮させます（2）。さらに肘をついた四つ這い（3）、椅子座位

エクササイズ 2　骨盤挙上

骨盤底筋群を締めると同時に殿筋を収縮させ骨盤挙上を行います。大殿筋も同時に働かせます。
エクササイズ2〜6は膣または肛門を内臓に引き込むように意識しましょう。
朝・夕の10〜15分間に50回ずつ繰り返してください。

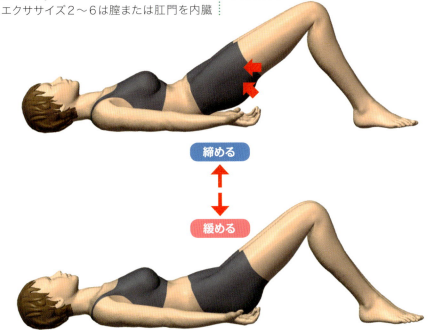

締める
⇅
緩める

骨盤底筋群の増大

（4）、立位（5）と進めていきます。
　この「締める→緩める」を、朝・夕の10〜15分間に50回ずつ繰り返してください。さらに、テンポを変えて、肛門や膣を素早く締めたり緩めたりする運動も効果的です。
　さらに立位にてタオルをつぶすエクササイズも加えます（6）。まず、軽く膝を曲げて立ち、丸めたバスタオルを膝上で挟みま

エクササイズ3　肘をついた四つ這い

肘をついた四つ這い姿勢で骨盤底筋群を締めたり緩めたりします。

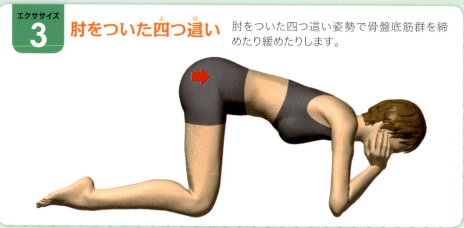

エクササイズ4　椅子座位

椅子座位で骨盤底筋群を締めたり緩めたりします。

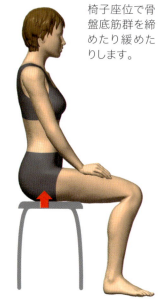

エクササイズ5　立位

立位で骨盤底筋群を締めたり緩めたりします。

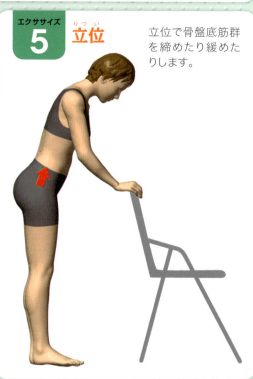

PART 3　姿勢調整に関わる構造の安定性

す。そこから膝を伸ばしながらタオルの後ろ側をつぶして5秒止めます。このとき骨盤底筋群と大殿筋、さらには腹部の筋肉も協調して働きます。タオルをつぶすときは、肛門・膣を内臓方向に引き込むように意識します。これを10回×3セット行いましょう。

日常生活の中でも積極的に行う

これらのエクササイズは日常生活の中でも積極的に行うことが大切です。例えば、職場や電車の椅子に座っているときでも、椅子座位での体操を行ったり、電車を待っているときや料理をしながらでも締める体操を行うことができます。立位では締める動きに合わせてつま先立ちすると締めやすくなります。

湯船につかっているときには、会陰腱中心を触りながら、キュッと持ち上げる体操を行います。

咳やくしゃみが出そうなときや、重い物を持ち上げるときなど、意識して骨盤底筋群を締めるようにするのも大切です。

エクササイズ6　立位でタオルをつぶすエクササイズ

軽く膝を曲げた立位姿勢で丸めたバスタオルを膝上で挟みます。そこから膝を伸ばしながらタオルの後ろ側をつぶして5秒止めます。

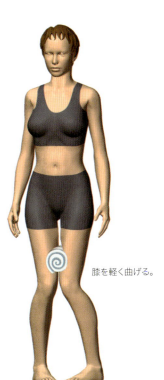

膝を軽く曲げる。

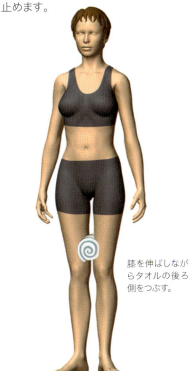

膝を伸ばしながらタオルの後ろ側をつぶす。

神経性制御

神経性制御の安定性への影響

末梢神経系と中枢神経系による制御

　姿勢を安定させるのに腹筋群や脊柱起立筋などの活動が行われることを説明しましたが、その活動は**神経系**によって制御されています。

　頸部および体幹の筋は神経系から活性化と制御を受け、変動している力と動きに対応するのに**末梢神経系**と**中枢神経系**の影響を受けます。神経系は基本的に、筋がさまざまな負荷の力に対抗できるよう筋緊張や運動を変化させることにより、予測できる力にも予測できない力にも、適切なときに適量の応答ができるように調節しています。

中枢神経系による体幹筋の制御

　中枢神経系は、四肢の運動により加わる負荷を予測し、体幹の筋群を活性化させ、脊椎の安定性を維持します。

　四肢を動かす筋には、活動する前に体幹のあらゆる筋の姿勢による応答を活性化させる**フィードフォワード**のメカニズムがありますが、腹横筋および多裂筋の深層線維の活性化予測は姿勢の重心動揺の方向または速度とは無関係です。

　また、体幹の浅層筋は、姿勢の張り綱としての機能を反映し、上肢および下肢の運動方向により応答はさまざまであり、身体が外形を変えるときに重心の偏位を制御します。

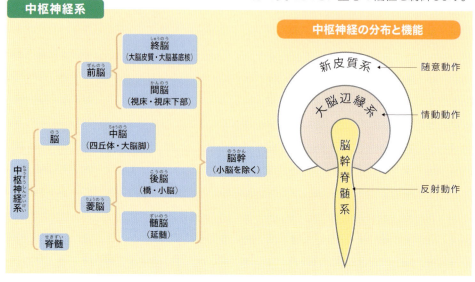

キーワード　**新皮質系**…大脳表面の大脳皮質のうち、ほ乳類で出現する皮質のことで、思考や言語活動など高度な精神活動をつかさどる。

PART 4

第4章
不良姿勢改善のための一般的指針

この章で学ぶこと

- 不良姿勢の改善には、筋・筋膜のインバランスを改善することが必要。
  そのためには「スタビリティ＆モビリティ」が大切。
  ①モビリティ＝硬くなってしまったり短縮してしまった筋をストレッチング
  ②スタビリティ＝①の拮抗筋や隣接筋の安定化を図る（筋力強化など）
- 筋のインバランスを改善するための筋の知識
  筋の構造と動作の仕組み（筋がどのようにして短縮するのか＝動作が起きるのか）
  筋力の低下が不良姿勢にどのように関わっているのか
- 硬くなった、あるいは短縮した筋を改善するには？
- 延長して筋力が低下した筋を改善するには？
- 共同筋間での筋の長さの相違によって起こる機能障害を見つけるには？

不良姿勢によって生じる障害とインバランスの改善 ❶
スタビリティ&モビリティの獲得
（Stability）（Mobility）

不良姿勢によって起こる障害

　不良姿勢は、筋・筋膜のインバランスや関節のアライメントの変位（配列異常）などの原因によって生じます。その不良姿勢によって、下の表のような障害が生じる可能性があります。

　これらの障害を解消するためには、筋・筋膜のインバランスを修正し、関節のアライメント変位を修正することが重要となります。

土台を安定させて分節の柔軟性を獲得する

　筋・筋膜のインバランスを改善して、理想的な姿勢と運動パターンを獲得するためには、硬くなってしまったり、短縮してしまったりした筋をストレッチングすることはもちろんのこと、その拮抗筋（➡ P.92）や隣接筋の安定化を図ることが重要です。例えば、ねこ背で胸部前面の筋が短縮してしまっている場合、その筋をストレッチングするのと同時に、拮抗筋である胸椎の脊柱起立筋を鍛え、背面から支える機能を強化することが必要なのです。

　さらに、姿勢を支える土台を安定させた上で（**Stability＝スタビリティ**）、動きを要する分節の柔軟性（**Mobility＝モビリティ**）を獲得することが大切です。運動課題が大きく速くなるに従い、スタビリ

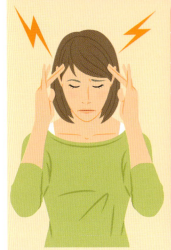

不良姿勢によって起こり得る障害

❶	感覚器官など知覚構造への機械的負荷と、筋張力による頭痛などの疼痛
❷	筋、関節または筋膜の動きが制限された部位の可動性低下および対側の可動性障害
❸	拮抗筋の間に生じる筋の長さや筋力のインバランスによる筋パフォーマンスの障害
❹	筋持久力の不足による筋パフォーマンスの障害・乱れ
❺	安定化筋の機能低下による姿勢制御の不足
❻	心肺持久力の低下
❼	神経筋による制御不良および長期間にわたる不良姿勢の習慣による姿勢に関する運動感覚の変化
❽	健康的な脊椎の制御と力学に関する知識の欠如

キーワード　**機械的負荷**…繰り返される運動や保持している姿勢によって日常的にかかる負荷。

PART 4　不良姿勢改善のための一般的指針

ティ＆モビリティの獲得はさらに重要になります。

例えば、頭上に手を伸ばす動作で、脊椎の中間位（ニュートラルポジション）を維持するために腹筋群を収縮させることや、さらに痛みを感じる領域や不安定な領域への代償を防ぐことを学習させます。それができるようになった上で、物を手にとって持ち上げ、高い棚におく動作へと、または投球フォームのような難易度の高い運動課題でも安定化を獲得できるよう段階的にステップアップさせていくことが大切です。

姿勢のアライメント矯正の補足的手段

姿勢のアライメントを矯正する際、補足的な手段として用いられるのは下図にある「**言語的補足**」「**視覚的補足**」「**触知的補足**」の3つです。

患者によっては、自分のどこが不良姿勢なのかがわからない人もいます。その場合、クセになっている不良姿勢をとらせ、患者が不快感を覚えるまでその姿勢を維持してもらうことで、それが不良姿勢であることを示し、その姿勢を正す方法を教えることも有効です。

無意識でも正しい姿勢をとれるようになることが目標

とはいえ、常に良い姿勢を維持し続けるのは不可能です。無理に長時間にわたって良い姿勢を維持させることで、その姿勢を維持するための筋群に過剰な努力を強いることになるからです。

疲れたら休みながら、1日の中で何度も正しい姿勢を意識させることが重要です。例えば、鏡の前を横切るとき、赤信号で待つ間、通勤電車の中、壁を背にしたとき、食事の席に着くとき、歯磨きをするとき、テレビを見ているときなど、機会を見つけて姿勢を意識するように指導することが有効です。

患者が常に意識することで、最終的には無意識でも正しい姿勢をとれるようになることが目標です。

アライメント矯正の3つの補足的手段

❶言語的補足	❷視覚的補足	❸触知的補足
患者と言葉のやり取りをしながら、正しい姿勢を維持するための筋収縮の感覚と関節の位置の情報を頻回に説明します。	正しいアライメントになっていることを認知させるため、鏡を利用し、患者が理解したことに対して言葉で補足します＊。	頭部および体幹の位置を正しいアライメントに維持させるため、収縮する必要がある筋に触れたり、関節の位置を他動的に調節して正しい位置を維持させます。

＊幼児の場合は鏡を利用すると左右が混乱することがあるので、❶と❸を用いる。

キーワード　代償……ある部位が損傷などによってその機能が十分に発揮できないとき、他の部位がその機能を引き継ぐこと。

不良姿勢によって生じる障害とインバランスの改善 ❷
インバランス改善のための筋の知識

筋の構造と動作の仕組み

漫然とした運動では、血液などの循環や関節可動域の改善には効果があるかもしれませんが、筋・筋膜のインバランスや姿勢アライメントの改善には必ずしも効果があり

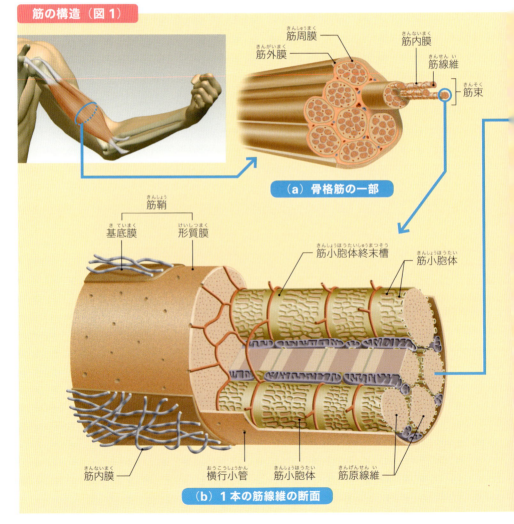

筋の構造（図1）

（a）骨格筋の一部
筋周膜／筋内膜／筋外膜／筋線維／筋束

（b）1本の筋線維の断面
筋鞘／基底膜／形質膜／筋小胞体終末槽／筋小胞体／筋内膜／横行小管／筋小胞体／筋原線維

キーワード 運動ニューロン… 骨格筋の活動を支配する神経細胞。脊髄、脳幹から神経線維が伸びている。

PART 4　不良姿勢改善のための一般的指針

ません。筋のメカニズムや、関節の仕組みなどを正しく理解し、適切なイメージを持って運動することで、不良姿勢改善のための運動をより効果的にすることができます。

まずは、筋の構造と不良姿勢が起きるメカニズムについて知っておきましょう。

筋の最小単位はZ線で仕切られた**筋節**です（図1）。筋節は筋収縮に必要な**ミオシンフィラメント**と**アクチンフィラメント**で構成されています。筋は脳の運動ニューロンから信号を受け、ミオシンフィラメントの頭部がアクチンフィラメントに結合して引き寄せることで収縮します。筋が弛緩する際には、その結合部に**アデノシン三リン酸（ATP）**が入り込むことによって、ミオシンフィラメントを引き離すのです（次ページ図2）。

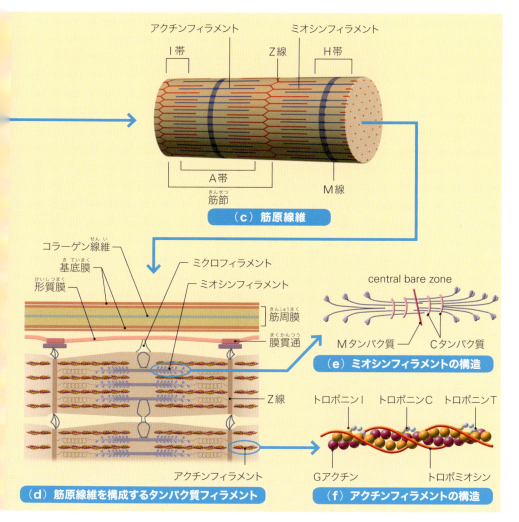

（c）筋原線維

（d）筋原線維を構成するタンパク質フィラメント

（e）ミオシンフィラメントの構造

（f）アクチンフィラメントの構造

キーワード　**アデノシン三リン酸**…　アデノシン二リン酸とリン酸とエネルギーとで合成される化学的エネルギーで筋線維に蓄えられている。

85

インバランス改善のための筋の知識

興奮収縮連関（図②）

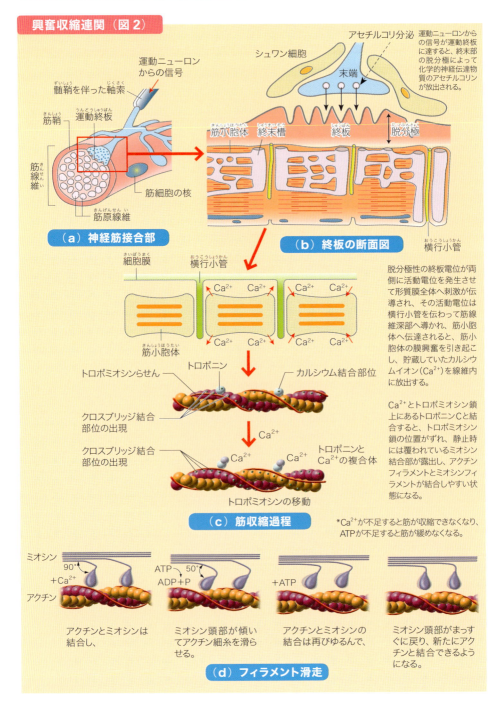

キーワード **運動終板**… 運動神経線維の末端で筋に接合する部分のこと。神経筋接合部ともいわれる。

PART 4　不良姿勢改善のための一般的指針

筋力の低下と不良姿勢の関係

　ヒトの筋は、それぞれ最も長くなる長さと、最も短くなる長さがあります。しかし、不良姿勢や間違った動作パターンが続くと、筋が短くなった範囲でしか活動できなくなったり、逆に長くなった状態でしか活動できなくなってしまいます。**筋は引き伸ばされるほどアクチンフィラメントに接するミオシンフィラメントの頭部の数が少な**くなり、発揮できる筋力が弱くなってしまうのです。

　例えば、ねこ背姿勢では、胸の前の筋は短くなった範囲での活動が優位となり、逆に胸椎部分の脊柱起立筋は伸ばされた範囲での活動によって筋力が低下することになります。ねこ背姿勢の改善には、短縮してしまった胸の前の筋肉と、引き伸ばされてしまった脊柱起立筋のそれぞれに適切な働きかけをすることが必要となります（図3）。

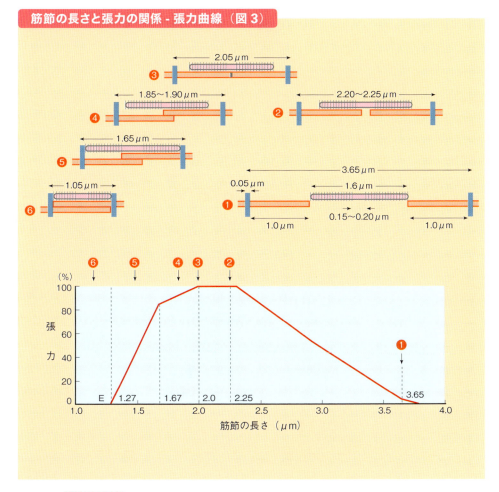

筋節の長さと張力の関係 - 張力曲線（図3）

キーワード　興奮収縮連関… 筋の電気的興奮から機械的反応までの一連の反応のこと。

87

> 筋のインバランス改善 ❶

硬くなった、あるいは短縮した筋の改善

硬くなった、あるいは短縮した筋による痛み

　短くなった範囲でしか活動できない筋は、常にその方向への動きが優位になっていることを意味します。常に同じ筋に持続的な過負荷が加わっていると、ミオシンフィラメントとアクチンフィラメントの結合が解除できなくなることにもつながります。そのメカニズムは次の通りです（下図参照）。

❶骨格筋への過負荷や過剰疲労が続くと、運動神経末端から神経伝達物質であるアセチルコリンが過剰分泌されます。

❷終板（運動神経が筋肉に到達する部位の筋線維側の特殊な構造体）に、強くて持続的な脱分極（筋線維の収縮をもたらす細胞膜電位の減少）が起きます。

❸筋小胞体から Ca^{2+}（カルシウムイオン）が大量かつ持続的に放出され、筋線維の持続的収縮が起きます。

❹この収縮によって代謝が高まり、筋のエネルギー要求量も増加しますが、筋の等尺性収縮によって筋内部の血管は圧縮されているので、酸素分圧が低下し、筋のエネルギー供給源となるリン酸結合をもたらすATP、アデノシン二リン酸、クレアチンリン酸は欠乏することになります。

❺その結果、筋はエネルギー危機に陥り、過敏性物質（内因性発痛物質）が筋細

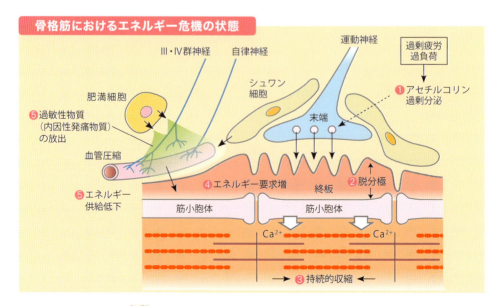

骨格筋におけるエネルギー危機の状態

キーワード　シュワン細胞… 運動神経細胞の軸索を取り囲む神経線維鞘。

胞外に放出され、Ⅳ群神経終末や自律神経終末を刺激して痛みを引き起こします。

さらに、**筋からの痛覚線維のインパルスが交感神経の反射活動を高めて局所的な虚血をもたらします。僧帽筋の短縮が持続し、血液が行き渡らない状態になる肩こりの症状などがこれに当たります。**また、筋内の局所に交感神経節後線維から反射活動によって放出されるノルアドレナリンが、痛覚受容器の過敏化にも寄与します。

結果として、ミオシンフィラメントをアクチンフィラメントから引き離すATPが欠乏し、両者の連結が切れないまま、筋は収縮を維持することにつながるのです。

硬くなった、あるいは短縮した筋の治療法

硬くなった筋・短縮した筋に対しては、血流を改善し、筋の柔軟性を回復することが重要です。そのためには、**温熱療法**、**マッサージ**、**ストレッチング**などが有効です。

ストレッチング（伸張運動）とは、「伸展性の低下した軟部組織を伸張して柔軟性を改善するために、他動的に、あるいは自己で筋を引き伸ばす運動方法」です。筋の伸展性の増加は、筋の伸びやすさの変化、筋節の増加、筋のリラクセーションによって生じます。物理的に短縮した筋を引き伸ばすことで柔軟性を増大させることはもちろん、その施行後に血流を改善し、**筋硬結**（筋の硬いコリ）の性状を正常化することによって、その自動的および他動的な伸縮性を回復することも治療目的となります。

しかしながら、一時的な伸びやすさの改善は一過性で持続性が乏しいのも現状です。筋節については長期間の伸張によって筋節の数が増加するという動物実験はありますが、短時間の伸張による変化は確認できていません。

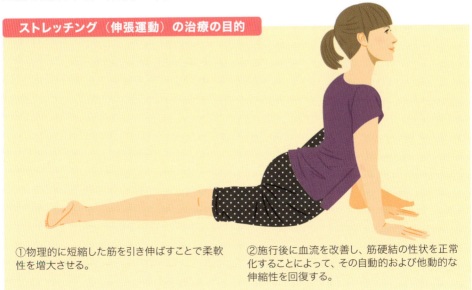

ストレッチング（伸張運動）の治療の目的

①物理的に短縮した筋を引き伸ばすことで柔軟性を増大させる。

②施行後に血流を改善し、筋硬結の性状を正常化することによって、その自動的および他動的な伸縮性を回復する。

キーワード **筋小胞体**… 筋細胞内部にある薄い膜状の構造物。ここからカルシウムイオンが放出されると筋線維の収縮が起こる。逆に筋弛緩は遊離したカルシウムイオンが筋小胞体に再び取り込まれることによって起こる。

硬くなった、あるいは短縮した筋の改善

伸張反射を誘発しない ストレッチングとは

　筋のリラクセーションは、**伸張反射**を誘発しないようにゆっくりと筋を伸張する**静的ストレッチング（static stretching）**によって、**ゴルジ腱器官**による自己抑制（**Ib抑制**）が生じて脊髄α運動ニューロンの興奮性を低下させることで筋が弛緩します（下図）。

　一方、短縮した筋を自動運動でゆっくりと伸張し、最終伸張位で5〜10秒静止した後、開始肢位に戻すという動作を5〜10回繰り返す**動的ストレッチング（dynamic stretching）**でも、関節可動域の最終域付近で実施すれば伸張反射の増加はなく、筋の伸展性の増加に効果があります。

　筋の伸展性の増加に対する最近の見解

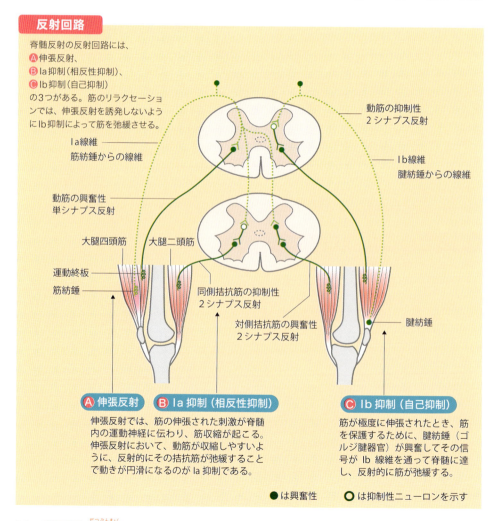

反射回路

脊髄反射の反射回路には、
Ⓐ 伸張反射、
Ⓑ Ia抑制（相反性抑制）、
Ⓒ Ib抑制（自己抑制）
の3つがある。筋のリラクセーションでは、伸張反射を誘発しないようにIb抑制によって筋を弛緩させる。

Ⓐ **伸張反射**
伸張反射では、筋の伸張された刺激が脊髄内の運動神経に伝わり、筋収縮が起こる。伸張反射において、動筋が収縮しやすいように、反射的にその拮抗筋が弛緩することで動きが円滑になるのがIa抑制である。

Ⓑ **Ia抑制（相反性抑制）**

Ⓒ **Ib抑制（自己抑制）**
筋が極度に伸張されたとき、筋を保護するために、腱紡錘（ゴルジ腱器官）が興奮してその信号がIb線維を通って脊髄に達し、反射的に筋が弛緩する。

●は興奮性　○は抑制性ニューロンを示す

キーワード　**脱分極**…筋線維の収縮をもたらす細胞膜電位の減少。

PART 4　不良姿勢改善のための一般的指針

は、筋だけでなく他の因子も関与するという点と、感覚理論とがあります。柔軟性を限定させる関節周囲軟部組織の因子とその割合は、**関節包47％、筋・筋膜41％、腱10％、皮膚2％**であり、静的ストレッチングによって実際には筋以外も伸張されることになります。

また、静的ストレッチングの施行後に、対象者が感覚(疼痛の発生、最大伸張感、耐えられる最大疼痛)の遅延を生じるという報告もあります。つまり、伸展性の増加は、感覚認知の変化、あるいは強い負荷に耐えようとする心理的変化も影響しているのです。

安全な低強度で長時間の静的ストレッチング

低強度の長時間の静的ストレッチング(徒手、機械、あるいはセルフ・ストレッチング)は、ストレッチングの最も安全な方法です。健常だが低可動性(可動性の低下)のある人では、静的ストレッチング(持続性あるいは間欠性／周期性の徒手ストレッチングまたはセルフ・ストレッチング)は、関節可動域の著しい伸張をもたらします。

徒手ストレッチングまたはセルフ・ストレッチングに関しては、**Ｉｂ抑制により筋からの抵抗が弱まり、筋の伸張性が拡大するまでには10〜20秒必要で、30〜60秒間保持した場合には筋張力における伸張反射の促通効果は小さくなります。**

関節可動域増加が最大かつ持続時間が最も長いのは、60秒間を反復する(静的)ストレッチング周期です。

関節可動域を増加かつ維持させ、一方でセッション間の軟部組織の治癒を可能にするためには、健常だが低可動性のある人では1週間あたり最低2回は実施する必要があり、軟部組織に障害を有する患者では1週間あたり2回以上実施する必要があります。

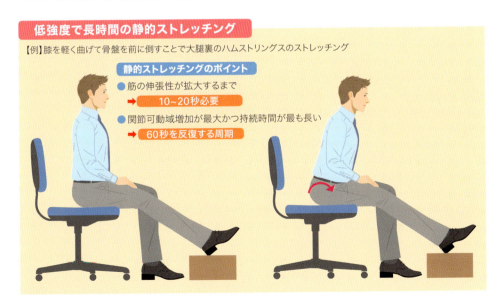

低強度で長時間の静的ストレッチング

【例】膝を軽く曲げて骨盤を前に倒すことで大腿裏のハムストリングスのストレッチング

静的ストレッチングのポイント
- 筋の伸張性が拡大するまで　10〜20秒必要
- 関節可動域増加が最大かつ持続時間が最も長い　60秒を反復する周期

キーワード　**ゴルジ腱器官**…腱内に筋線維に対して直列に並び、筋収縮による張力や筋の受動的伸張によって腱にかかる張力を感知する受容器。

筋のインバランス改善 ②
延長して筋力が低下した筋の改善

動筋と拮抗筋の関係

　ある筋が短縮によって運動制限がある場合、その拮抗筋の長さは延長していることになります。

　例えば、上腕二頭筋が動筋の場合は上腕三頭筋が拮抗筋、上腕三頭筋が動筋の場合は上腕二頭筋が拮抗筋になります（下図）。この２つの筋を例にした場合、臨床上問題になるのは肘が伸びなくなるケースです。すなわち、上腕二頭筋に短縮が生じ、上腕三頭筋が延長してしまっているケースです。この場合、上腕二頭筋に対してストレッチングなどさまざまな方法で筋を伸張させます。その結果、その日の治療で肘が少し伸びるようになったとします。

　しかし、このまま患者を帰宅させたのでは、またすぐに治療前の状態に戻ってしまうでしょう。なぜなら、自宅では物を持ったり、歯を磨いたり、顔を洗ったりと上腕二

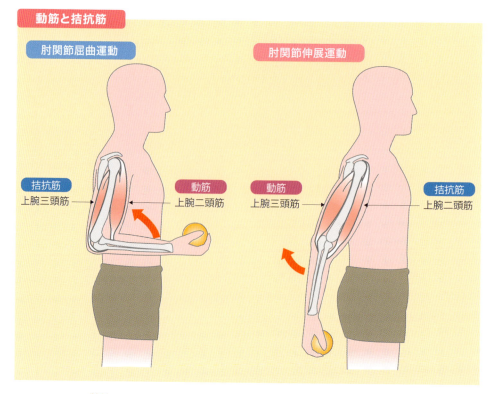

動筋と拮抗筋

肘関節屈曲運動　　　　　　　　　肘関節伸展運動

拮抗筋　上腕三頭筋　　動筋　上腕二頭筋　　動筋　上腕三頭筋　　拮抗筋　上腕二頭筋

キーワード　動筋…動作時に働く筋のこと。主に働く筋を動筋、動筋を助ける筋を補助動筋という。

頭筋を使うことが多いからです。

　その日の治療を維持させるためには、拮抗筋の上腕三頭筋に着目する必要があります。すなわち、上腕二頭筋のストレッチングに引き続き、他動的な治療で肘が伸びるようになった可動範囲を、自分自身の拮抗筋である上腕三頭筋の力で伸ばすことを学習させておく必要があるのです。

優位・短縮しやすい筋 延長・弱化しやすい筋の組み合わせ

　他にも動筋・拮抗筋の関係として、①優位または短縮しやすい筋と②延長または弱化しやすい筋の組み合わせには下記のような例があります。

　インバランスを改善するためには、硬い筋や短縮した筋をストレッチングするだけでは、延長されていた拮抗筋は自動的に正しい長さに戻ることはできません。延長筋に対しては、短い長さでも安定した関節の固定性を発揮できるようなエクササイズを施すことが不可欠となるのです。すなわち、**ストレッチング後には、新たに獲得した可動範囲にて、拮抗筋に対して自動で随意的な収縮をできるようにすることが必要**で、延長してしまった筋に本来の長さで筋力を発揮させることを再学習させる、あるいは筋力を増強させることが大切なのです。

【優位・短縮しやすい筋】と【延長・弱化しやすい筋】の組み合わせ

①優位または短縮しやすい筋	②延長または弱化しやすい筋
頸部伸筋群	頸部前方の屈筋群
僧帽筋上部・肩甲挙筋	広背筋
大胸筋鎖骨部線維	僧帽筋中・下部線維
小胸筋	菱形筋
脊柱起立筋・梨状筋	腹筋群
腸腰筋・大腿筋膜張筋	大殿筋
ハムストリングス	大腿四頭筋
股関節内転筋群	中殿筋
下腿三頭筋	下腿の背屈筋群

キーワード　拮抗筋…動筋と逆の働きをする筋のこと。動筋が収縮すると、拮抗筋は急速に弛緩して滑らかな動きを生み出す。

延長して筋力が低下した筋の改善

隣接筋に延長が起きている場合のアプローチ

ある箇所の筋が短縮してしまうと、その拮抗筋だけでなく、隣接する関節にも過度な運動を引き起こし、付随する筋の長さが延長してしまうことが多々あります。

例えば、端座位で膝関節を伸展させようとしたときに、過剰に腰椎が屈曲してしまうことがあります（下図 A → B ）。これは大腿裏のハムストリングスが硬くなっていることで、膝を伸ばそうとした際に腰椎椎間関節での屈曲が代償として生じ、これによって骨盤が後傾してしまうためです。

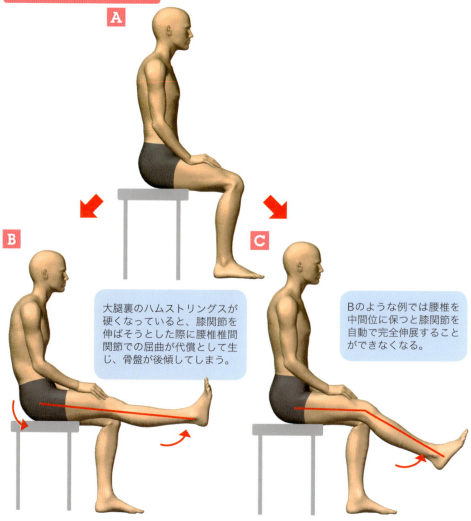

端座位での膝関節伸展

A

B　大腿裏のハムストリングスが硬くなっていると、膝関節を伸ばそうとした際に腰椎椎間関節での屈曲が代償として生じ、骨盤が後傾してしまう。

C　Bのような例では腰椎を中間位に保つと膝関節を自動で完全伸展することができなくなる。

キーワード　**共同筋**…　1つの運動に参加するすべての筋群のこと。

PART 4　不良姿勢改善のための一般的指針

このような例では腰椎を中間位（ニュートラルポジション）に保つと膝関節を自動で完全伸展することができなくなります（A→C）。つまり、ハムストリングスが硬いため、隣接する腰椎椎間関節に過度な運動を引き起こし、腰腸肋筋と多裂筋が延長され、筋力が低下しているおそれがあるのです。

なお、Cで膝が完全に伸びないときに、腰椎を中間位に保ったまま、他動的に膝関節を完全伸展できるのであれば筋の短縮ではなく、硬くなっているだけということになります。自動でも他動でも完全伸展できなければ短縮しているということです。

この場合、腰部多裂筋を収縮させ、骨盤を軽度前傾させた正常なアライメントの状態（スタビリティ）での自動的なハムストリングスのストレッチング（モビリティ）が有効になります（下図）。

短縮筋と延長筋の双方に働きかける

つまり、理想的なアライメントから逸脱した不良姿勢がクセになっている場合、理想的な筋長より延長して筋力を発揮しづらくなっている筋があることを考慮して姿勢を評価する必要があります。**短縮筋と延長筋の双方に着目し、筋のインバランスを考慮して、症状に応じた運動を指導することが重要なのです。**症状を悪化させるような運動は避けなければなりません。

短縮筋だけに着目するのではなく、拮抗筋や隣接筋の延長にも目を向け、筋のインバランスを改善して解剖学的に正常な筋の長さに戻し、運動パターンを修正することが最も効果的な治療法です。すなわち、スタビリティ＆モビリティの考え方が必要になるのです。

スタビリティ＆モビリティでの治療を行う場合、長期間伸張した肢位に置かれた場合の損傷による二次的な筋の伸張、共同筋間における筋の長さの変化や相違についても理解する必要があります。

ハムストリングスのストレッチング

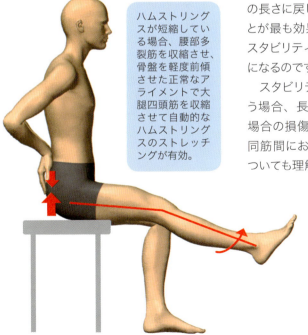

ハムストリングスが短縮している場合、腰部多裂筋を収縮させ、骨盤を軽度前傾させた正常なアライメントで大腿四頭筋を収縮させて自動的なハムストリングスのストレッチングが有効。

キーワード　二次的な筋の伸張…　損傷により、さらに筋力が低下して筋が伸張すること。

筋のインバランス改善❸
長期間伸張した肢位におかれた筋の改善
延長した筋・筋力の低下した筋の損傷による痛み

長期間伸張した肢位に起こる筋力低下

筋は長期間の安静や非活動、あるいは不良姿勢によって伸張された肢位を強いられると筋力低下をきたします。

例えば、いつも一方を下にした側臥位をとる習慣がある場合、下方になる肩甲骨が外転して前方に変位し、僧帽筋下部線維や菱形筋が伸張されてしまいます（→P.216）。また、胸郭が大きく上肢が重いケースでは、上になる上肢の重みによって肩甲骨が外転方向に引っ張られ、上腕骨頭が前方に変位し、僧帽筋上部線維が優位となり筋活動が過剰となってしまいます。

最大短縮位から少し戻したところでは筋力を発揮できる

過伸張による筋力低下は、次の2点が明らかな場合を指します。
①関節可動域の全域において筋力の低下が認められること。
②姿勢のアライメント観察によって安静時の筋の長さが、その筋の解剖学的な長さより明らかに伸張されていること。

そして、過伸張による筋力低下では、**最大短縮位から少し戻したところでは筋力を発揮できる**という特徴もあります。

例えば、長期間の不良姿勢によって、なで肩で肩甲骨が下制（→P.173）している

例では、僧帽筋上部線維と肩甲挙筋が延長位となり、頸椎に下方への圧迫を加えている可能性があります。これによって頸椎の回旋可動域に影響を与えることもあります。僧帽筋上部線維と肩甲挙筋は頸部から肩甲骨と鎖骨に直接付着しています（→P.52 解剖図）。そのため、この2つの筋の張力に対抗して頸椎を回旋させようとすると、頸椎固有の回旋筋に過剰な筋活動が必要となります。

このような場合、他動的に上肢の重量を

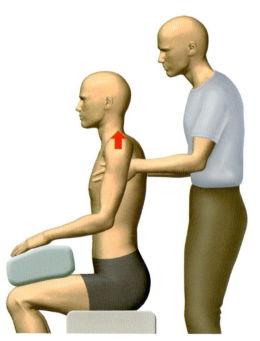

上肢の重量を支えると頸椎回旋時の疼痛が軽減される場合がある。

キーワード **優位**… 他の筋よりも働きやすい状態。長く続くと筋の短縮につながる。

支えることによって、頸椎の可動域が増え、頸椎回旋時の疼痛が減少される場合があります（前ページ図）。これは、上肢を他動的に支えることが僧帽筋上部と肩甲挙筋の他動的張力を減らし、これによって頸椎の構造にかかる圧力を減らすことが可能となり、運動を改善し疼痛の少ない運動が促されたからです。

運動療法による筋力強化で過伸張の症状を改善

過伸張によって筋力低下をきたした筋は、早急に筋の長さを修正しない限り、他の領域に痛みを生じさせるだけでなく、その筋自体が痛みを伴う損傷に移行してしまうこともあります。そのような危険がある場合、これらの筋に対する持続的なストレッチングは、逆にこの症状を助長することにもなります。

過伸張による筋力低下では、運動療法で筋力の強化をはかり、伸張を軽減することによりアライメントを修正し、症状を改善することが必要です。

ただし、変容した身体の運動パターンとそれに伴う特定の筋力低下に対する治療には、身体の運動パターンそのものを改善することが必要であり、ただ筋力の低下した筋を強化するだけでは運動に伴う正しい筋の使い方や、そのタイミングにまで影響を及ぼすことはできません。

延長した筋・筋力の低下した筋の損傷の判断

次に延長した筋、筋力の低下した筋の損傷についてです。筋が継続的な筋長を伴う場合、筋は伸張を強いられているため、痛みが発生するようになります。姿勢のアライメントを観察し、筋が過度に伸張していると判断できる場合、痛みはその筋の損傷からきているものであって、短縮からきているとはいえません。**そうした場合には、その筋に対して持続的なストレッチングはすべきではありません。**

例えば、肩甲骨の痛みを訴える患者は、筋が過度に伸張されているか否か、姿勢を観察することにより評価すべきです。

損傷している筋へのアプローチ

肩が下方へ下がっているような状態にあると、筋が過度に伸張されて損傷を引き起こすリスクがあります。僧帽筋上部線維が損傷されると、肩甲骨の重みが筋にとって過負荷となり、肩がその筋を引っ張り、引き伸ばされる結果となります。

損傷には筋の痛みを伴うことが多く、それはその筋が常に緊張を強いられているからであり、安静時にも実際には筋は緊張している状態です。筋を本来の安静時の長さに保持してリラックスできる状態にすると、不快感は軽減し、他動的張力も減少することがよくあります。

損傷している筋は触診や最大収縮の際に痛みを伴います。筋に損傷が起こっている場合、強い抵抗をかけたりはせず、継続的な緊張を加えない状態で保持しておくことで回復が進みます。そして、筋にかかる負荷を筋力の回復とともに徐々に増やし、関節が正しい運動をできるようにすることが大切です。

キーワード **他動的張力**… 自らではなく、他からの働きかけで発生した張力のこと。

筋のインバランス改善 ❹
共同筋間における筋の長さの相違

共同筋群の長さのインバランスの例

効率的な筋運動のパターンに変性が起こると、ある動作を行う際に共同して働く**共同筋**の中のある1つの筋がその他の筋と比較して優位になることがあります。共同筋間の長さの違いが、この代償運動を生む要因であり、運動機能障害を引き起こすことにもつながります。

共同筋群における長さのインバランスには次のような例があります。

❶肩関節内旋筋群（下図）

上腕骨頭を前方に引き出す作用を持つ大胸筋は短縮しやすく、上腕骨頭を後方に引く作用を持つ肩甲下筋は延長位になりやすく、筋力は低下します。この場合、上腕骨頭は腹側・頭側（前上方）へと変位していきます。

❷肩甲挙上筋群・内転筋群

下方回旋の作用を持つ肩甲挙筋は短縮しやすく、上方回旋の作用を持つ僧帽筋上部線維は伸張されやすく、筋力が低下しやすいという特徴があります。なで肩になりやすいインバランスです。

❸肩甲骨内転筋群・上方回旋筋群

僧帽筋上部線維は肩甲帯を挙上し、下部線維は挙上を抑制します。過度な肩甲帯の挙上は僧帽筋上部線維が優位となり、下部線維がこれを抑制することができなくなった状態です。いかり肩（すくめ肩）になりやすいインバランスです。

❹肩甲骨内転筋群

下方回旋の作用を持つ菱形筋は短縮しやすく、上方回旋の作用を持つ僧帽筋下部線維は延長位になりやすくなり筋力は低下します。

❺骨盤後傾の体幹屈筋群

腹直筋は短縮しやすく、外腹斜筋は伸張されやすくなり筋力は低下します。外腹斜筋には体幹の回旋を制動する大切な役割がありますが、腹直筋にはこの作用がありません。

例えば、体幹の左回旋時には、左側の外腹斜筋の遠心性収縮によって過剰な左

肩関節内旋筋群

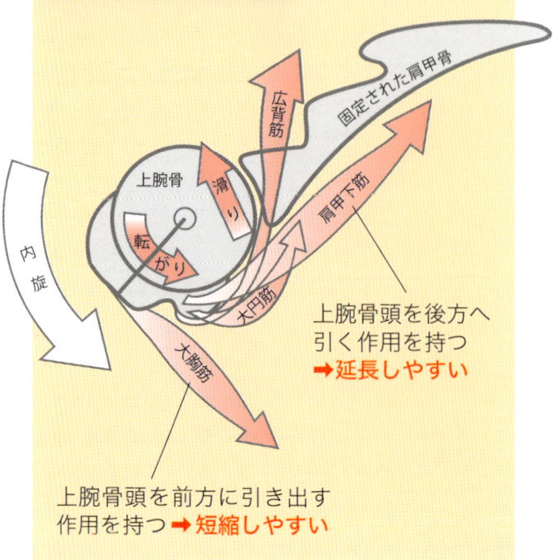

- 広背筋
- 固定された肩甲骨
- 上腕骨
- 滑り
- 転がり
- 肩甲下筋
- 大円筋
- 大胸筋
- 内旋

上腕骨頭を後方へ引く作用を持つ ➡ 延長しやすい

上腕骨頭を前方に引き出す作用を持つ ➡ 短縮しやすい

キーワード 運動機能障害… さまざまな運動がうまく制御できない状態のこと。

PART 4　不良姿勢改善のための一般的指針

回旋を制動する必要があります。もしも、左外腹斜筋に筋の延長と筋力低下があると、左側の胸骨下角（下図）の開きが大きくなってしまいます。このため、左回旋時に左の腰部に痛みが出る症例がよく見られます。右打ちのゴルファーのフォロースルーでよく見られる症状です。

　左股関節に内旋制限があると、この症状はさらに悪化します。

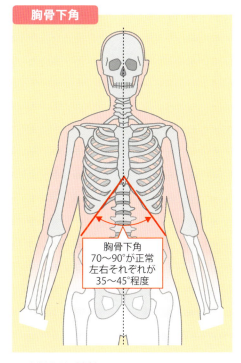

胸骨下角

胸骨下角
70〜90°が正常
左右それぞれが
35〜45°程度

❻股関節屈筋群

　股関節の内旋作用を持つ大腿筋膜張筋は短縮しやすく、外旋作用を持つ腸腰筋は延長位になりやすくなり、筋力は低下します。

❼股関節外転筋群

　股関節の屈曲・内旋作用を持つ大腿筋膜張筋は短縮しやすく、伸展・外旋作用を

持つ中殿筋後部線維は延長位になりやすくなり、筋力は低下します。

❽股関節伸筋群と膝関節屈筋群

　内側ハムストリングスの半腱様筋・半膜様筋は短縮しやすく、外側ハムストリングスの大腿二頭筋長頭は延長位になりやすくなり、筋力は低下します。この場合、椅子座位で膝を伸ばそうとすると、内側ハムストリングスが硬いことで股関節が内旋位になることが多く見られます。

❾足関節背屈筋群

　長趾伸筋は短縮しやすく、前脛骨筋は延長位になりやすくなり、筋力は低下します。この場合、椅子から立ち上がる際に、長趾伸筋によって足趾を伸展することで下腿を前傾させようとする代償が見られます。

インバランスによる機能障害を見つけるには

　このように共同筋の中でもさまざまなインバランスが生じます。共同筋の中で長さのインバランスが生じて機能障害を生じた筋を見つけ出すためには、筋の長さや姿勢のアライメント、そしてその筋によってコントロールされている関節の運動を調べる必要があります。

　これらの患者には、口頭指導や鏡を利用して運動パターンを患者に見せながら、肩関節運動を正常に行う治療が欠かせません。患者には、優位な筋の働きを減少させ、その筋の共同筋であまり働いていなかった筋をより働かせることを指導します。筋の動員パターンを変化・改善させることが、正常な運動を再獲得することに役立ちます。

キーワード　**筋の動員パターン**…　どの筋を活動に参加させるのかのパターン。

不良姿勢改善のための修正方法

修正方法のまとめ

修正方法 1
さまざまな姿勢のアライメントを意識して調節することができるようにするため、脊椎および四肢の運動を自動的に調節することができるように手順を指導します。

修正方法 2
姿勢と疼痛との関係を意識することを学ぶために、症状と姿勢の持続または反復との関係を患者に図解して説明します。

修正方法 3
筋・筋膜、関節に制限がある場合に、可動性を高めるため、静的ストレッチング、セルフ・ストレッチングおよび関節モビライゼーションなどを実施します。

修正方法 4
姿勢筋および四肢の筋群に、筋力や筋持久力を付けるために安定化運動（スタビリティを高めるエクササイズ）を実施します。

修正方法 5
安全な身体力学を学ぶために、力学的に安全である機能的運動（起き上がり運動、歩行など）を指導します。

修正方法 6
不良姿勢と不良動作パターンを修正するために、職場、家庭、余暇の環境を適応させます。

修正方法 7
有酸素運動を高めるために、有酸素運動プログラムを実施します（有酸素運動能力が低く疲れやすいと、集中力が途切れ、動作の代償が生じやすくなるため）。

修正方法 8
自己管理のための健康的な運動の習慣を身につけるため、日常生活にフィットネスプログラムや、定期的な運動および安全な身体力学を組み込みます。

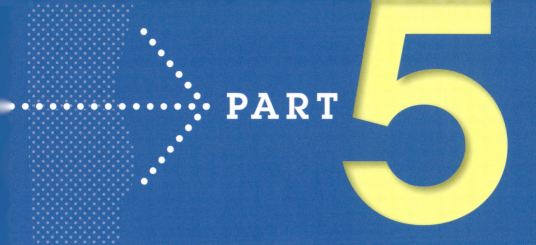

PART 5

| 第5章 |

立位姿勢の評価と修正エクササイズ

この章で学ぶこと

- 理想的な立位姿勢の矢状面のアライメントと前額面のアライメント
- 矢状面における立位の不良姿勢とそれぞれの修正エクササイズ
  ①後弯前弯型・前弯型
  ②後弯平坦型
  ③平背型
- 寛骨の前傾・後傾による脚長差と修正エクササイズ
  触診による寛骨の前傾・後傾の評価の方法
- 脊柱側弯と修正エクササイズ
- 上肢帯と肩関節のアライメント不良と修正エクササイズ
  上肢帯と肩関節の理想的なアライメント
  肩甲骨のアライメント異常（すくめ肩、なで肩、翼状肩甲）
- 膝関節と足関節のアライメント不良と修正エクササイズ

理想的な立位姿勢と不良立位姿勢 ①
理想的な立位姿勢の重心線とアライメント

矢状面の重心線とアライメント

この章では立位姿勢について、評価のポイントと修正のためのエクササイズを紹介していきます。まず、理想的な立位姿勢とはどんな状態かを見ていきましょう。

矢状面の重心線は、耳垂、肩峰、大転

矢状面の重心線とアライメント

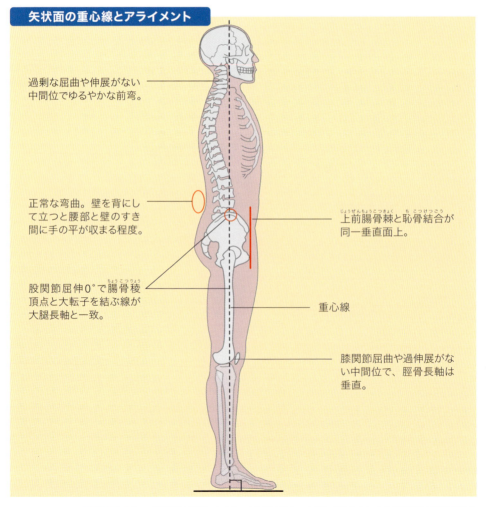

- 過剰な屈曲や伸展がない中間位でゆるやかな前弯。
- 正常な弯曲。壁を背にして立つと腰部と壁のすき間に手の平が収まる程度。
- 股関節屈伸0°で腸骨稜頂点と大転子を結ぶ線が大腿長軸と一致。
- 上前腸骨棘と恥骨結合が同一垂直面上。
- 重心線
- 膝関節屈曲や過伸展がない中間位で、脛骨長軸は垂直。

キーワード **上前腸骨棘**…腸骨稜の前縁にある2つの突出のうち、上部にある前方に大きく突き出す突起（棘）のこと。

PART 5 立位姿勢の評価と修正エクササイズ

子、膝関節前部（膝蓋骨後面）、外果の2〜3cm前部を通ります（前ページ図）。

また、この姿勢の矢状面での各部のアライメントは、下の表の通りです。

理想的な立位姿勢　矢状面でのアライメント

頭部		体幹の真上。
脊柱	頸椎	過剰な屈曲や伸展がない中間位でゆるやかな前弯。
	胸椎	正常な弯曲。
	腰椎	正常な弯曲。壁を背にして立つと腰部と壁のすき間に手の平が収まる程度。
骨盤		上前腸骨棘と恥骨結合が同一垂直面上（左ページの図で示す垂直線）。
股関節		屈伸0°で腸骨稜頂点と大転子を結ぶ線が大腿長軸と一致。
膝関節		屈曲や過伸展がない中間位で、脛骨長軸は垂直。
足関節		長軸アーチと足指は中間位。
肩甲骨		前額面から前方に約35°傾斜。
上腕骨頭		上腕骨頭は骨頭が肩峰内に位置して上腕骨近位と遠位がともに同じ垂直面上に位置する。

＊上前腸骨棘と上後腸骨棘を結ぶ線と水平面との成す角度が5°以内（上前腸骨棘が下方）という見方もあるが、±15°以内（女性は個人差あり）の誤差もあるので注意が必要。

キーワード　遠位・近位…　基準となる部位から遠い位置にあると「遠位」、近い位置にあることを「近位」という。四肢の場合、体側に遠い側を「遠位」、近い側を「近位」という。

103

理想的な立位姿勢の重心線とアライメント

前額面の重心線とアライメント

次に前額面です。前額面の重心線は、後面から見て、外後頭隆起、椎骨棘突起、殿裂、両膝関節の内側の中心、両内果間の中心を通ります（下図）。

また、前額面での各部のアライメントは、次ページの表の通りです。

前額面の重心線とアライメント

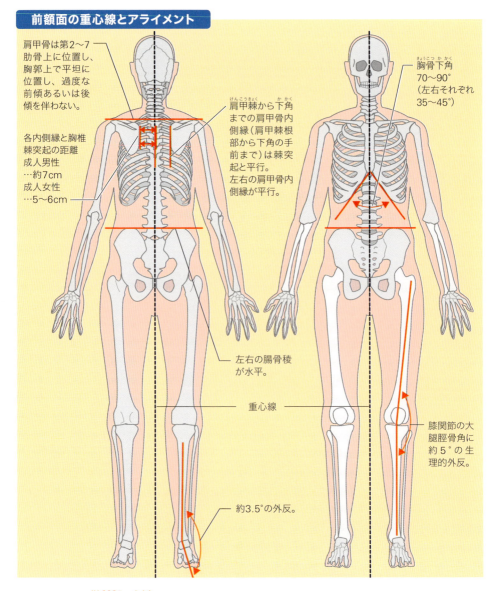

- 肩甲骨は第2～7肋骨上に位置し、胸郭上で平坦に位置し、過度な前傾あるいは後傾を伴わない。
- 各内側縁と胸椎棘突起の距離 成人男性…約7cm 成人女性…5～6cm
- 肩甲棘から下角までの肩甲骨内側縁（肩甲棘根部から下角の手前まで）は棘突起と平行。左右の肩甲骨内側縁が平行。
- 胸骨下角 70～90°（左右それぞれ35～45°）
- 左右の腸骨稜が水平。
- 重心線
- 膝関節の大腿脛骨角に約5°の生理的外反。
- 約3.5°の外反。

キーワード　肩甲骨の下角…肩甲骨の3つの頂角のうち、いちばん下にある角のこと。

PART 5　立位姿勢の評価と修正エクササイズ

理想的な立位姿勢　前額面（後面）でのアライメント

脊柱	頸椎、胸椎、腰椎の並びは垂直。
肩甲骨	●第2～7肋骨上に位置し、胸郭上で平坦に位置し、過度な前傾あるいは後傾を伴わない。 ●肩甲棘から下角までの肩甲骨内側縁（肩甲棘根部から下角の手前まで）は棘突起と平行かつ、左右の肩甲骨内側縁も平行にある。 ●各内側縁と胸椎棘突起の距離は次の通り。 　成人男性……約7cm　成人女性……5～6cm ●両肩峰は第1胸椎棘突起下縁を通る水平線のわずかに下を通る。
上腕骨	上腕骨上面の大結節部は肩峰よりわずかに外側に位置する。
肩関節	内外旋中間位で、両上腕骨は胸郭に平行に位置する。
肘関節	手掌を体側に向けると肘頭が後方に向く。
腰椎	腰椎棘突起から5cm外側での左右の膨隆部分の差は1cm以内。
骨盤	左右の腸骨稜が水平。
踵骨	約3.5°の外反。

理想的な立位姿勢　前額面（前面）でのアライメント

胸骨下角	胸骨下角（前面で下部肋骨のなす角度）は70～90°（左右それぞれ35～45°）
膝関節	膝関節の大腿脛骨角には約5°の生理的外反がある。

　姿勢のアライメントの評価は、重心線の通る位置のチェックだけでは不十分で、これらの身体各部位のパーツの並びにも着目することが重要です。その際に、構造的脚長差や関節変形などがない場合には、筋節の長さ――張力関係による筋のインバランスの有無を解き明かすことが不良姿勢と不良な運動パターンを修正するための鍵となります。

キーワード　構造的脚長差……骨そのものの異常による脚長差のこと。→ P.144

理想的な立位姿勢と不良立位姿勢 ❷

矢状面における不良立位姿勢

矢状面の代表的な不良姿勢

矢状面の代表的な不良姿勢には、次のものがあります。

▶ **後弯前弯型**（kyphosis-lordosis posture）➡ P.108

▶ **後弯平坦型**（sway-back posture）➡ P.118

▶ **平背型**（flat-back posture）➡ P.120

それ以外にも、腰椎のみが前弯している**前弯型**（lordosis posture）、別名**軍人型**（military posture）と呼ばれるものもあり

矢状面での代表的な不良姿勢

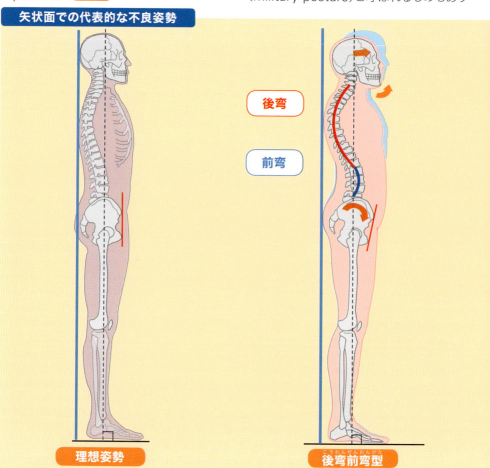

理想姿勢 / 後弯前弯型

後弯 / 前弯

キーワード **前傾位・後傾位** … 前傾位は前方に傾いた位置、後傾位は後方に傾いた位置のこと。

PART 5　立位姿勢の評価と修正エクササイズ

ます。

　また、これらの姿勢の中でも、相対的に左右の寛骨の一方が前傾位で他方が後傾位になっている非対称性がある場合もあります。この場合には、機能的に両脚の長さに差が生じます ➡ P.144 。

修正エクササイズのポイント

　代表的な不良姿勢のアライメントと、短縮・延長しやすい筋、そして症状を起こしやすい部位やよく見られる原因、修正エクササイズなどを次節から解説しましょう。

　なお、第4章でも述べたように、修正エクササイズによる対処法はセットで考えます。**硬くなったあるいは短縮した筋をストレッチング、延長あるいは弱化した筋をエクササイズで鍛えます。**この考え方はいずれの姿勢でも共通です。

　また、原則として、**硬くなったあるいは短縮した筋のストレッチングの後に、拮抗筋の延長あるいは弱化した筋の筋力増強をします。**

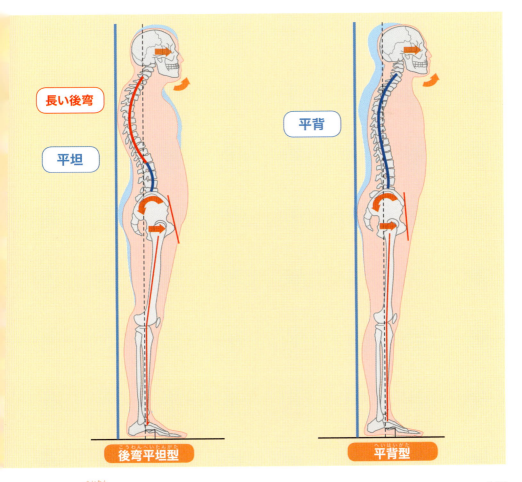

キーワード　平坦… 弯曲が少なくなること。

後弯前弯型・前弯型の修正 ❶

後弯前弯型・前弯型の
アライメント・症状・原因

修正
エクササイズ
P.110〜
P.134〜

アライメントの特徴
骨盤前傾

　前節で紹介した不良姿勢のうち、最初に後弯前弯型、前弯型を解説します。この2つの姿勢で特徴的なのは**骨盤前傾**のアライメントです。骨盤の傾きは、簡単な方法でチェックできます。まず、素足で壁から踵を5〜7cmほど離してまっすぐ立ち、頭部、背部、殿部を壁にぴたっとくっつけて、壁と腰のすき間に手を入れてみましょう。壁と腰のすき間に手の平1枚分がぴったり入る、あるいは手首ぐらいで止まるぐらいが理想的な骨盤の傾きで、これは骨盤が前にも後ろにも傾きすぎず、バランスが良い姿勢といえます。骨盤が前傾していると、壁と腰のすき間に余裕があります。

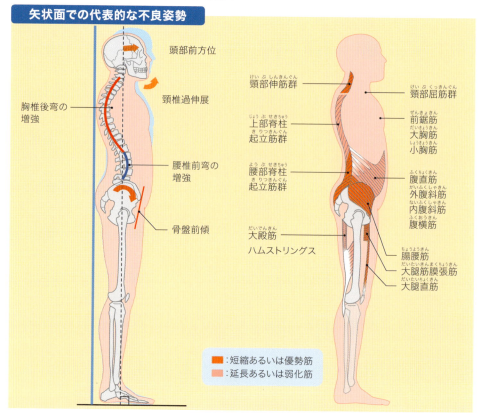

矢状面での代表的な不良姿勢

- 頭部前方位
- 頸椎過伸展
- 胸椎後弯の増強
- 腰椎前弯の増強
- 骨盤前傾
- 頸部伸筋群
- 上部脊柱起立筋群
- 腰部脊柱起立筋群
- 大殿筋
- ハムストリングス
- 頸部屈筋群
- 前鋸筋
- 大胸筋
- 小胸筋
- 腹直筋
- 外腹斜筋
- 内腹斜筋
- 腹横筋
- 腸腰筋
- 大腿筋膜張筋
- 大腿直筋

■：短縮あるいは優勢筋
■：延長あるいは弱化筋

キーワード **前縦靭帯**…脊柱の椎体の前方を環椎（→P.38）から仙骨（→P.38）まで走行している靭帯のこと。椎体の後方（脊柱管の中）にある靭帯を後縦靭帯という。

PART 5　立位姿勢の評価と修正エクササイズ

後弯前弯型のアライメント・症状・原因

アライメント	●頭部前方位　　　　　　　　●頸椎過伸展 ●肩甲骨外転 ●胸椎後弯と腰椎前弯の増強　●骨盤前傾 ●腰仙角の増大*　　　　　　　●股関節屈曲 ●膝関節軽度伸展　　　　　　●足関節わずかに底屈位 ＊腰仙角　第1仙椎上縁と水平面との成す角度で、30°が望ましい（下図）。 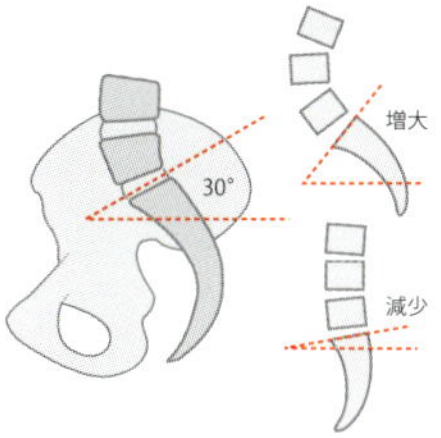
短縮あるいは優勢になりやすい筋	頸部伸筋群、腰部脊柱起立筋群、腸腰筋、大腿筋膜張筋、大腿直筋、前鋸筋、大・小胸筋、僧帽筋上部線維、肩甲挙筋
延長あるいは弱化しやすい筋	頸部屈筋群、上部脊柱起立筋群、腹直筋、外腹斜筋、内腹斜筋、腹横筋、大殿筋、ハムストリングス（弱化は軽度）、僧帽筋中・下部線維、菱形筋、前鋸筋（翼状肩甲の場合）
症状を起こしやすい部位	●前縦靭帯への負荷が加わる。 ●頭部、頸部および下顎のアライメント不良による偏頭痛や顔面筋の緊張を伴う顎関節痛が生じる。 ●後椎間板腔の狭窄および椎間孔の狭窄。特に椎骨または椎間板に退行性変化がみられる場合、関連神経根の硬膜および血管または神経根自体を圧迫する。 ●脊椎関節窩の接近。この関節窩が荷重となり、滑膜を刺激して関節の炎症を引き起こす。
よく見られる原因	●不良姿勢の持続　　　●妊婦 ●肥満　　　　　　　　●腹筋の筋力低下

前弯型のアライメント・症状・原因

アライメント	●骨盤前傾　　　　●腰椎前弯増強 ●膝軽度伸展　　　●足関節軽度底屈
短縮あるいは優勢になりやすい筋	腰部脊柱起立筋群、股関節屈筋群
延長あるいは弱化しやすい筋	前腹部筋群、ハムストリングス
症状を起こしやすい部位	●姿勢の維持に必要な筋が疲労する。 ●鎖骨と肋骨の間の胸郭出口における神経血管束を圧迫する。 ●顎関節痛が生じる。 ●脊柱の衝撃吸収機能低下による頸部痛が生じる。
よく見られる原因	軍隊式姿勢の誇張

キーワード　**退行性変化**…　生きている細胞や組織が病的な方向に進んでいる状態のこと。

109

後弯前弯型・前弯型の修正 ❷
骨盤前傾の修正エクササイズ

修正エクササイズのポイント

後弯前弯型も前弯型も、骨盤前傾を修正するエクササイズを行います。骨盤前傾を修正するには、次の筋群のストレッチングまたは強化が重要です。

▶ **腰部伸筋群**（特に腰腸肋筋 ➡ P.64）のストレッチング

▶ **股関節屈筋群**（腸腰筋、大腿筋膜張筋、大腿直筋）（下図）のストレッチング

▶ **腹筋群**（腹直筋、外腹斜筋、内腹斜筋、腹横筋 ➡ P.58〜）の強化

▶ **大殿筋**（下図）の強化

代表的なエクササイズをこれから紹介します。最初からすべてを実施しようとするのではなく、できるものから少しずつ始めてください。

腰部伸筋群・股関節屈筋群・大殿筋

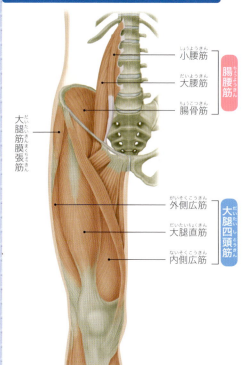
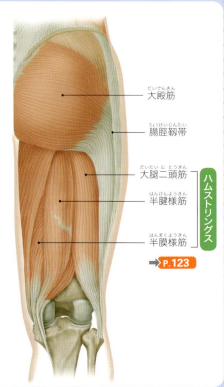

PART 5　立位姿勢の評価と修正エクササイズ

エクササイズ 1　腹式呼吸

まず、横隔膜を用いた腹式呼吸から開始します。横隔膜をしっかり収縮させることで、腹部内圧も高まります。一方の手を胸郭におき、もう一方の手を腹部におきます。吸気では胸郭は動かず、腹部が膨らむのを感じます。呼気でも、胸郭は動かず、腹部がしぼんでいくのを感じましょう。呼気は吸気の2倍の時間をかけて口からゆっくり吐くようにしてください。

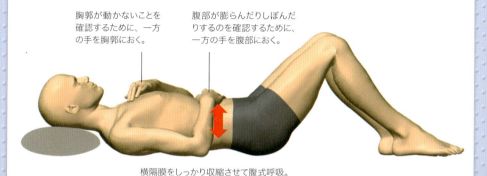

胸郭が動かないことを確認するために、一方の手を胸郭におく。

腹部が膨らんだりしぼんだりするのを確認するために、一方の手を腹部におく。

横隔膜をしっかり収縮させて腹式呼吸。

エクササイズ 2　腰部伸筋群の静的ストレッチング

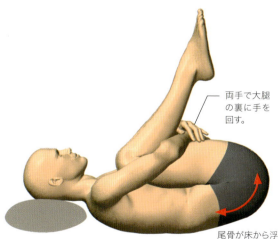

両手で大腿の裏に手を回す。

尾骨が床から浮き上がるように腰部だけをストレッチング。

骨盤を前傾させ、腰部伸展位に保持している腰部伸筋群をストレッチングします。両手で大腿の裏に手を回し、尾骨が床から浮き上がるように腰部だけをストレッチングします。呼気の際にさらに胸のほうに引き寄せるようにするとよいでしょう。
30～60秒間ストレッチングを行い15秒ほど休み、これを3回ほど繰り返します。これらの筋群の伸張性がないと、次の腹部の筋群の筋力強化の効果が半減してしまいます。

骨盤前傾の修正エクササイズ

エクササイズ3 引き込み法（drawing-in）

引き込み法（drawing-in）は、腹横筋を随意に活性化するためによく用いられる方法です。背臥位にて、下腹部を下着のゴムから離すようにゆっくり背骨のほうに引き込みます。おへそが背骨に近づくイメージです。その際、胸郭が頭部方向に持ち上がらないように注意しましょう。
10秒間保持を10回実施してください。最初のうちは回数は少なめでも構いません。
10秒間保持の間に、息は止めないようにしてください。息を止めてしまうと血圧が上がり危険なことがあります。

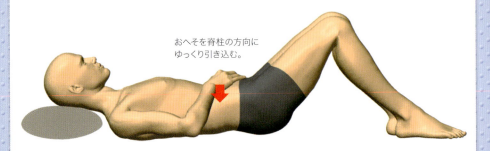

おへそを脊柱の方向にゆっくり引き込む。

エクササイズ4 骨盤後傾運動

腰の下に両手の平を下にしておき、その両手を腰で押しつけるように意識しながら、骨盤を後傾させます。腹部のコア筋である腹横筋に加え、腹直筋や大殿筋も同時に鍛える運動です。

後傾位で最低5秒間は止めてください。10回から開始し、徐々に回数を増やしてください。5秒間保持する間は息を止めないようにしてください。

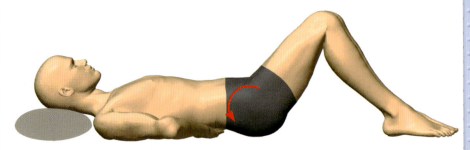

腰の下においた両手を腰で押しつけるように意識しながら骨盤を後傾させる。

PART 5 立位姿勢の評価と修正エクササイズ

エクササイズ 5 腹横筋+腹直筋強化運動

引き込み法(drawing-in)に引き続き、背臥位で腹直筋を最大限に短縮させるように収縮させます。起き上がる必要はなく、両肩甲骨が浮く程度まででかまいません。最大限に収縮させた姿勢で、最低5秒間は止めてください。10回から開始し、徐々に回数を増やしてください。
5秒間保持の間に、息は止めないようにしてください。

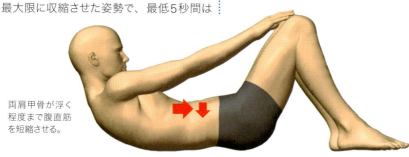

両肩甲骨が浮く程度まで腹直筋を短縮させる。

エクササイズ 6 ゆりかご運動

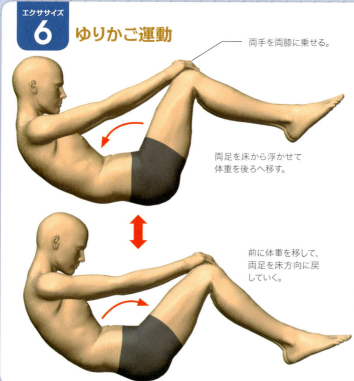

両手を両膝に乗せる。

両足を床から浮かせて体重を後ろへ移す。

前に体重を移して、両足を床方向に戻していく。

両手を両膝に乗せます。そのままの姿勢で、両足を床から浮かせて体重を後ろへ移します。倒れそうになったら、今度は前に体重を移して、両足を床方向に戻していきます。そして、両足が床につく直前に、再度後方に体重を移します。肘の角度を変えないように注意しましょう。これを5〜10回反復から開始し、徐々に回数を増やしていってください。腹直筋と大殿筋を同時に強化するために適した運動です。

113

骨盤前傾の修正エクササイズ

エクササイズ 7　腹斜筋強化運動

背臥位から斜めに起き上がります。一側の肘を反対側の膝の外側に触れるように起き上がり5秒間止めます。息は止めないようにします。そして反対側も実施します。

左に回旋しながら起き上がるときには、右の外腹斜筋と左の内腹斜筋を使うことになり、右に回旋しながら起き上がるときには、左の外腹斜筋と右の内腹斜筋を使うことになります。

左右を1セットとし、5〜10セットの反復から開始し、徐々にセット数を増やしていってください。

この運動は胸骨下角の広い人にもおすすめです。

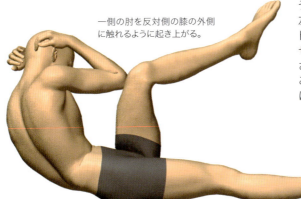

一側の肘を反対側の膝の外側に触れるように起き上がる。

エクササイズ 8　股関節屈筋群の静的ストレッチング❶

股関節屈筋群の腸腰筋を中心にストレッチングを行います。前側の股関節を屈曲することで、骨盤を後傾位に保持します。その状態で後ろの股関節を伸展するために、お尻を前に押し出していきます。30〜60秒間ストレッチングを行って15秒ほど休み、これを3回ほど繰り返します。

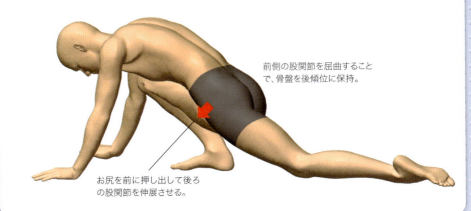

前側の股関節を屈曲することで、骨盤を後傾位に保持。

お尻を前に押し出して後ろの股関節を伸展させる。

PART 5　立位姿勢の評価と修正エクササイズ

エクササイズ 9　股関節屈筋群の静的ストレッチング❷

腸腰筋の中でも大腰筋をさらにストレッチングするには、左側の骨盤を床に近づけていき、体幹を右に側屈するようにします。腰を反らしすぎないように注意してください。
これらの筋群の伸張性がないと、次の大殿筋の筋力強化の効果が半減してしまいます。

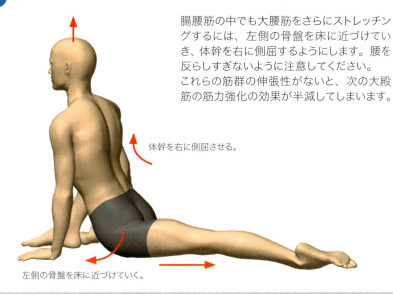

体幹を右に側屈させる。

左側の骨盤を床に近づけていく。

エクササイズ 10　大殿筋強化運動

腹臥位になり、お腹の下に枕をおきます。膝は直角に曲げたまま、大殿筋を使って股関節を伸展します。股関節を伸展する際に、腰部が代償として伸展してしまわないように枕が必要になります。一側ずつ行ってください。
左右を1セットとし5〜10セットの反復から開始し、徐々にセット数を増やしていってください。

できるようになれば、枕で保持するだけでなく、枕からお腹を軽く浮かせる気持ちで。腹筋群も緊張（スタビリティ）させて行いましょう。

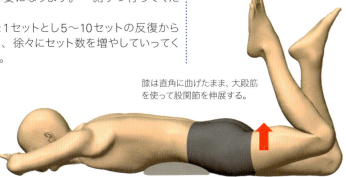

膝は直角に曲げたまま、大殿筋を使って股関節を伸展する。

お腹の下に枕をおく。

骨盤前傾の修正エクササイズ

エクササイズ 11 前傾の立ち方治しエクササイズ

壁から踵を5〜7cmほど離して、壁にもたれかかるように立ちます。膝をまっすぐにしたままで、骨盤を後傾して腰と壁の間のすき間が少なくなるように腹筋と大殿筋に力を入れます。肛門をキュッとしめる感覚です。さらに胸を張って両肩を壁に近づけます。胸の真ん中が前に押し出されるように動かすことが大切です。さらに、顎を喉元に近づけるように軽くうなずくようにしながら、後頭骨を壁にくっつけてください。

疲れたら休むようにしながら、1日の中でも何度か行うよう習慣づけてください。壁を使ってしっかりできるようになったら、次の段階として、壁を使わないでも、ふだんの立ち姿勢の中でできるようにしましょう。

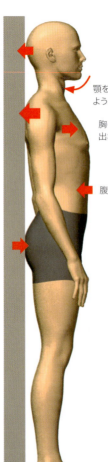

後頭骨を壁にくっつける。

胸を張って両肩を壁に近づける。

顎を喉元に近づけるように動かす。

胸の真ん中が前に押し出されるように動かす。

腹筋に力を入れる。

肛門をキュッとしめる感覚で大殿筋に力を入れる。

PART 5 立位姿勢の評価と修正エクササイズ

エクササイズ 12 大股歩行（おおまたほこう）

ふだんよりもやや大股で歩きます。足を前に振り出すときに、後ろ側の大殿筋にキュッと力を入れましょう。大股で歩くことだけを意識すると、腰は反りがちになってしまいます。そこで、大殿筋と同時におへそを背骨に近づけるように腹筋に力を入れると（スタビリティ）、大殿筋と協力して骨盤を後傾方向に矯正しながら歩く（モビリティ）ことができるようになります。ヒップアップ効果にもつながります。

振り出した足を床につけるときには、踵からつけるようにしてください。ハイヒールばかり履いている人はつま先からつこうとしますが、それはNGです。胸の真ん中を前に突き出すようにし、手も前後にしっかりと振れるように歩きましょう。特に肘を伸ばして後ろにきれいに振ることで、二の腕のたるみ防止にもなります。

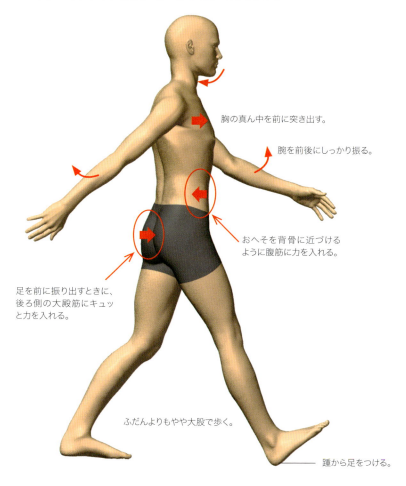

胸の真ん中を前に突き出す。

腕を前後にしっかり振る。

おへそを背骨に近づけるように腹筋に力を入れる。

足を前に振り出すときに、後ろ側の大殿筋にキュッと力を入れる。

ふだんよりもやや大股で歩く。

踵から足をつける。

後弯平坦型・平背型の修正 ❶
後弯平坦型のアライメント・症状・原因

修正エクササイズ
P.122〜
P.134〜

アライメントの特徴
骨盤後傾

次に後弯平坦型の不良姿勢です。この姿勢で特徴的なのは**骨盤後傾**のアライメントです。P.108で紹介した簡単なチェック方法を試してみると、骨盤が後傾していると、壁と腰のすき間に余裕がほとんどなく、手が途中で引っ掛かってしまいます。大腿後面のハムストリングスが短縮・優勢になって常に張っており、大腿前面の股関節屈筋群の延長・弱化がよく見られます。

この姿勢は、筋の保持があまり見られない弛緩姿勢ともいえ、靭帯や関節包、接近した関節などの各関節部末端の他動的構造によって安定性をもたらしています。

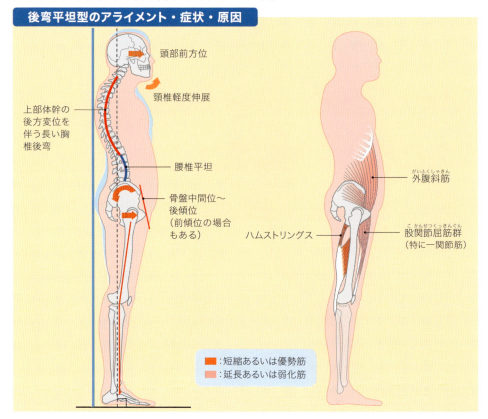

後弯平坦型のアライメント・症状・原因

- 頭部前方位
- 頸椎軽度伸展
- 上部体幹の後方変位を伴う長い胸椎後弯
- 腰椎平坦
- 骨盤中間位〜後傾位（前傾位の場合もある）
- ハムストリングス
- 外腹斜筋
- 股関節屈筋群（特に一関節筋）

■：短縮あるいは優勢筋
■：延長あるいは弱化筋

キーワード **胸郭出口症候群**…胸郭出口（鎖骨と第1肋骨の間にある前斜角筋と中斜角筋の間の部位）にある神経や血管束が圧迫あるいは牽引されることによって起こる病態。

PART 5 立位姿勢の評価と修正エクササイズ

後弯平坦型のアライメント・症状・原因

アライメント	●頭部前方位　●頸椎軽度伸展 ●上部体幹の後方変位を伴う長い胸椎後弯 ●腰椎平坦　●骨盤中間位〜後傾位（前傾位の場合もある） ●骨盤前方変位を伴う股関節過伸展 ●膝関節過伸展 ●足関節中間位（膝過伸展で底屈しそうだが、骨盤と大腿が前方変位しているので中間位）
短縮あるいは優勢になりやすい筋	●ハムストリングス（骨盤後傾・股関節伸展と、ハムストリングスは足部が床について膝を伸展した立位において脛骨を後方に引くことで膝を過伸展させる） ●内腹斜筋上部線維で、腰部筋群は優勢だが短縮はない。
延長あるいは弱化しやすい筋	股関節屈筋群（一関節筋）、外腹斜筋、上背部筋群、頸部屈筋群 一側下肢が前方にあればその側の中殿筋後部も関係する。ハムストリングスが優位なため、股関節伸展に働く大殿筋と、膝関節伸展に働く大腿直筋の活動が減り、延長はしないが、筋力は低下する。
症状を起こしやすい部位	●上位頸椎の前縦靱帯および下位頸椎から胸椎の後縦靱帯への負荷が増加する。 ●上位頸椎の椎間関節が刺激される。 ●頭部上部の椎間孔の狭窄で、血管および神経根への圧迫が生じる。 ●頭部、頸部および下顎のアライメント不良による偏頭痛や顔面筋の緊張を伴う顎関節痛が生じる。 ●前斜角筋または上肢帯前方突出による小胸筋の硬さによって、胸郭出口症候群を生じることがある。 ●肩甲挙筋の硬さによって頸部神経叢が絞扼されることがある。 ●僧帽筋上部線維の硬さによって大後頭神経が絞扼され、緊張性頭痛を生じることがある。 ●胸部の脊柱起立筋および上肢帯の後退筋群が疲労する。 ●腸骨大腿靱帯、下位腰椎の前縦靱帯と上位腰椎および胸椎の後縦靱帯への負荷が加わる。姿勢が非対称性だと、股関節の挙上側の腸脛靱帯にも負荷が加わる。 ●特に関節炎の症状がある場合、血管、硬膜および神経根を圧迫する下位腰椎椎間孔の狭窄が考えられる。 ●下位腰椎の関節窩が接近する。
よく見られる原因	●この姿勢は筋の保持があまり見られない弛緩姿勢ともいえ、各関節部末端（例えば、靱帯、関節包、接近した関節）の他動的構造が中心となって安定性をもたらしている。 ●重力の影響、前かがみ姿勢、職場または家庭環境の人間工学的配置の問題（例えば、キーボードやモニターが不適切に配置されたままの作業など誤った座位姿勢）、長時間頭部を前方に傾けたり後方に反らしたりせねばならない職業、さらに弛緩姿勢のために骨盤および腰椎の不良姿勢を生じ、頭部前方位姿勢も生じる。 ●この姿勢でくつろぎを感じる傾向にある人、長時間立位で疲労をしたとき、または前述した筋の筋力低下が原因となる。

キーワード **弛緩姿勢**……筋緊張の少ない状態の姿勢。

後弯平坦型・平背型の修正 ❷
平背型のアライメント・症状・原因

修正エクササイズ
P.122〜
P.134〜

アライメントの特徴
腰椎平坦と骨盤後傾

次に平背型の不良姿勢です。この姿勢で特徴的なのは、**腰椎平坦**、つまり、正常な生理学的な腰椎弯曲が見られない（脊柱の正常なS字カーブが見られない）、フラットな状態になっています。腰椎に正常な弯曲がないと、腰部の衝撃吸収作用が低下し、損傷を受けやすくなります。また、腰椎後部椎間板腔が増大し、腰椎屈曲時に髄核が後方に突出し、腰椎椎間板ヘルニアを発症することもあります。

また、骨盤後傾のアライメントも確認されます。P.108の簡単なチェック方法を試してみると、後弯平坦型同様、壁と腰のすき間に余裕がほとんどないことがわかります。

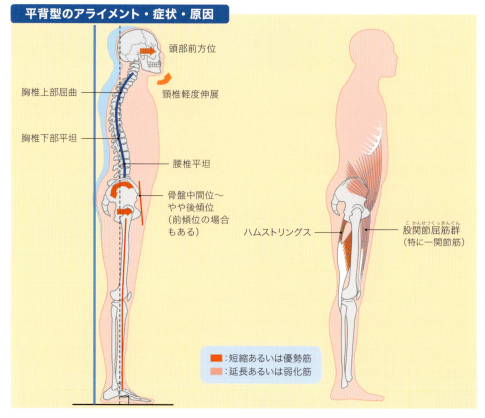

平背型のアライメント・症状・原因

- 頭部前方位
- 頸椎軽度伸展
- 胸椎上部屈曲
- 胸椎下部平坦
- 腰椎平坦
- 骨盤中間位〜やや後傾位（前傾位の場合もある）
- ハムストリングス
- 股関節屈筋群（特に一関節筋）

■：短縮あるいは優勢筋
■：延長あるいは弱化筋

キーワード **一関節筋**…起始と停止が1つの関節をまたぐ筋のこと。単関節筋ともいう。起始と停止が2つ以上の関節をまたぐ筋のことを多関節筋という。

PART 5 立位姿勢の評価と修正エクササイズ

平背型のアライメント・症状・原因

アライメント	●頭部前方位　　　　　　　　●頸椎軽度伸展 ●胸椎上部屈曲、下部平坦　●腰椎平坦 ●骨盤中間位～やや後傾位（前傾位の場合もある） ●股関節伸展　　　　　　　　●膝関節軽度伸展 ●足関節軽度底屈位
短縮あるいは優勢になりやすい筋	ハムストリングス 腰部が延長位（弱化はない）なので、しばしば腹筋群が優勢になる。
延長あるいは弱化しやすい筋	股関節屈筋群（一関節筋）
症状を起こしやすい部位	●正常な生理学的な腰椎弯曲が見られず、腰部の衝撃吸収作用が低下し、損傷を受けやすくなる。 ●後縦靭帯への負荷が増加する。 ●頭部、頸部および下顎のアライメント不良による偏頭痛や顔面筋の緊張を伴う顎関節痛が生じる。 ●腰椎後部椎間板腔が増大して、腰椎を屈曲しようとしたときに髄核が後方に突出することがある。
よく見られる原因	●座位または立位姿勢で上部胸椎の屈曲（前かがみ）が持続している人に生じやすい姿勢である。 ●構造学的に腸骨稜の高さが正常よりも高くなっている点が挙げられる。腸骨稜頂点がベルトラインより高く、市販のズボンを履くと、ベルトラインまで届かない、いわゆる腰パンになってしまう。ベルトラインから腸骨稜が約2cm以上高い場合は構造的な問題が疑われる。この場合、仙骨は腸骨と関節面を適合するために、通常よりも起き上がってきて腰仙角（➡P.109）が減少する。このため腰椎の前弯が減少して平坦に近づくことになる。

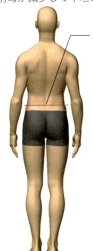

腸骨稜頂点がベルトラインより高い。

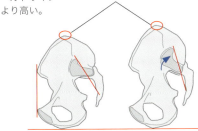

腸骨稜

腸骨稜が高いと腰仙角が減少し、腰椎の前弯が減少して平坦に近づくことがある。

キーワード **顎関節痛**…… 顎関節周辺の痛みのこと。咀嚼筋の障害、顎関節の障害が考えられる。

後弯平坦型・平背型の修正 ❸

骨盤後傾の修正エクササイズ

修正エクササイズのポイント

後弯平坦型も平背型も、骨盤後傾を修正するエクササイズを行います。骨盤後傾を修正するには、次の筋群のストレッチングまたは強化が重要です。

▶ ハムストリングス ➡ P.110 のストレッチング

▶ 外腹斜筋 ➡ P.59 ・大腿直筋・大殿筋 ➡ P.110 の強化

代表的なエクササイズをこれから紹介します、最初からすべてを実施しようとするのではなく、できるものから少しずつ始めてください。

エクササイズ 1　両側大殿筋強化運動

腹臥位になり、膝は直角に曲げたまま、両側の大殿筋を使って股関節を伸展します。股関節を伸展する際に（モビリティ）、腰部が代償として伸展しないように腹筋群を収縮させて行ってください（スタビリティ）。5〜10回から開始し、徐々に回数を増やしていってください。両側を同時に行なうのが難しい場合は、一側ずつ行ってください。

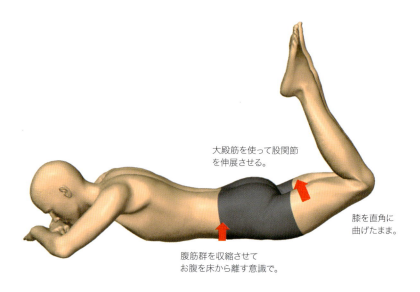

大殿筋を使って股関節を伸展させる。

膝を直角に曲げたまま。

腹筋群を収縮させてお腹を床から離す意識で。

PART 5　立位姿勢の評価と修正エクササイズ

エクササイズ 2　ハムストリングスの静的ストレッチング

伸ばしたい側の下肢をソファなどに乗せ、クッションを膝の下に敷きます。前方の膝の裏が伸張されるまで、反対側の膝を後ろに引くと同時に、体幹を前に傾斜させます。腰部が伸展しないように、体幹と大腿が一直線になるように注意してください。
このことで骨盤を前傾位に保持して、ハムストリングスをストレッチングすることが可能となります。膝の下にクッションなどを敷かないと、ハムストリングス以外の組織（膝窩筋、斜膝窩靱帯、脛骨神経、後方関節包など）も伸張されてしまい、それらに痛みが出ることがありますので、膝が完全に伸びないように必ずクッションなどを敷いてください。
30〜60秒間ストレッチングを行って15秒ほど休み、これを3回ほど繰り返します。
ハムストリングスの筋群の伸張性がないと、次の大腿直筋の筋力強化の効果が半減してしまいますので十分なストレッチングが重要になります。

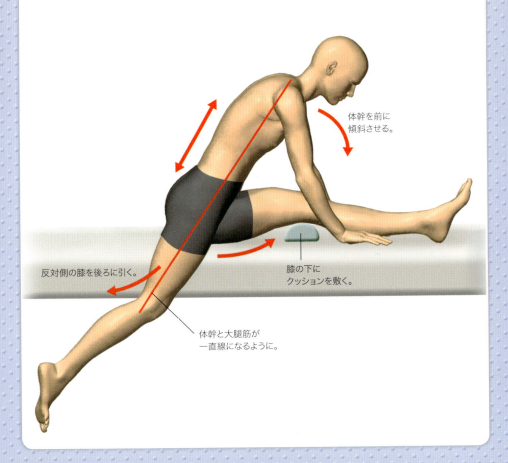

体幹を前に傾斜させる。

反対側の膝を後ろに引く。

膝の下にクッションを敷く。

体幹と大腿筋が一直線になるように。

骨盤後傾の修正エクササイズ

エクササイズ 3　大腿直筋強化運動

背臥位で両膝を立て、一側ずつ膝を伸ばしていきます。股関節を屈曲したままで膝を伸展することで、二関節筋である大腿直筋が強化できます。
左右を1セットとし、5〜10セットの反復から開始し、徐々にセット数を増やしていってください。

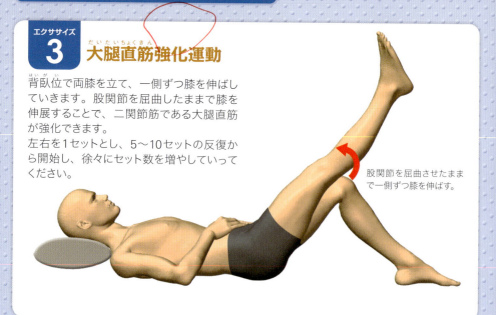

股関節を屈曲させたままで一側ずつ膝を伸ばす。

エクササイズ 4　大腿四頭筋強化＋ハムストリングスの動的ストレッチング

腰部多裂筋を収縮させて骨盤を中間位〜軽度前傾させたままで、膝を自動で伸展してハムストリングスをストレッチングします。これは、関節可動域の最終肢位で5〜10秒静止した後、開始肢位に戻すという動作を5〜10回繰り返す動的ストレッチングです。大腿四頭筋の活動中には、ハムストリングスにIa抑制（相反性抑制）➡P.90 がかかるためハムストリングスの伸張性が徐々に改善していきます。アライメントを正しい状態に保っての（スタビリティ）、自動的なハムストリングスのストレッチングなので（モビリティ）、姿勢の改善にも有効です。

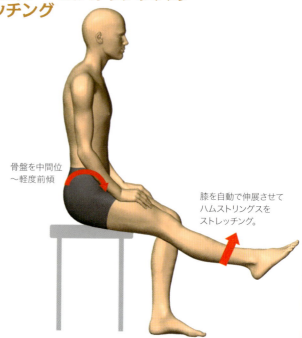

骨盤を中間位〜軽度前傾

膝を自動で伸展させてハムストリングスをストレッチング。

エクササイズ 5 腸腰筋強化運動

骨盤を前傾位に保持したまま（スタビリティ）、一側ずつ股関節を屈曲して、大腿を持ち上げます（モビリティ）。その際に膝の上に両手をおき、力比べをするように行います。

左右を1セットとし、5〜10セットの反復から開始し、徐々にセット数を増やしていってください。

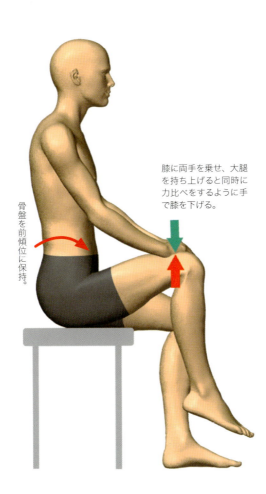

骨盤を前傾位に保持。

膝に両手を乗せ、大腿を持ち上げると同時に力比べをするように手で膝を下げる。

骨盤後傾の修正エクササイズ

エクササイズ 6
腸腰筋強化＋ハムストリングスの静的ストレッチング

椅子座位となり、腰部を中間位に保ったままハムストリングスに軽い伸張感を感じる角度で、台の上に踵を乗せます（1）。次に、腸腰筋を使って骨盤を前傾させながら体幹を前方に倒すことで、ハムストリングスをストレッチングします（2）。
30～60秒間ストレッチングを行って15秒ほど休み、これを3回ほど繰り返します。

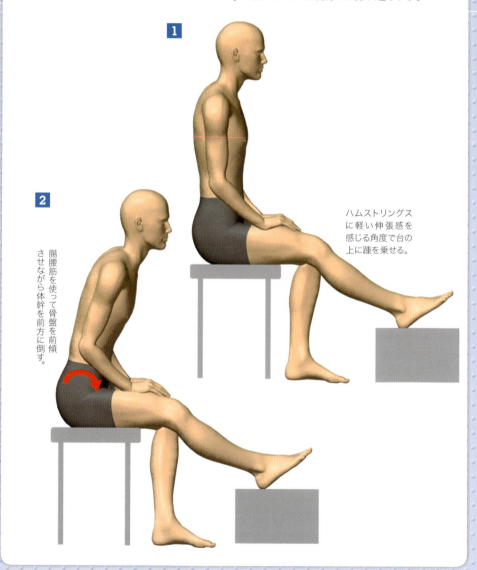

ハムストリングスに軽い伸張感を感じる角度で台の上に踵を乗せる。

腸腰筋を使って骨盤を前傾させながら体幹を前方に倒す。

PART 5 立位姿勢の評価と修正エクササイズ

エクササイズ 7 後傾の立ち方治しエクササイズ

壁から踵を5〜7cmほど離して、壁にもたれかかるように立ちます。膝をまっすぐにしたままで。股関節を壁のほうに引き込むようにして骨盤を前傾させていき、お尻をしっかりと壁に押しつけます。
さらに胸を張って両肩を壁に近づけます。胸の真ん中が前に押し出されるように動かすことが大切です。さらに、顎を喉元に近づけるように軽くうなずくようにしながら、後頭骨を壁にくっつけてください。
疲れたら休むようにしながら、1日の中でも何度か行うよう習慣づけてください。
壁を使ってしっかりできるようになったら、次の段階として、壁を使わないでもふだんの立ち姿勢の中でできるようにしましょう。

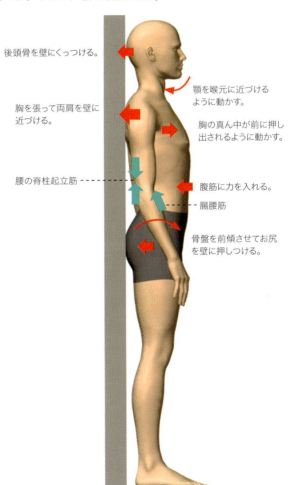

後頭骨を壁にくっつける。

胸を張って両肩を壁に近づける。

顎を喉元に近づけるように動かす。

胸の真ん中が前に押し出されるように動かす。

腰の脊柱起立筋

腹筋に力を入れる。

腸腰筋

骨盤を前傾させてお尻を壁に押しつける。

127

骨盤後傾の修正エクササイズ

エクササイズ 8 外腹斜筋(がいふくしゃきん)強化運動

前述の後傾の立ち方治しエクササイズと同様に立ちます。姿勢が安定したら一側の手をまっすぐ前に出します。その手に対して、反対側の膝を近づけていき、手に触れたところで5秒間止めます。右膝に左手を触れる場合は、左の外腹斜筋を強化していることになります。正しい立位姿勢で行ってこそ効果が上がります。

左右を1セットとし、5〜10セットの反復から開始し、徐々にセット数を増やしていってください。

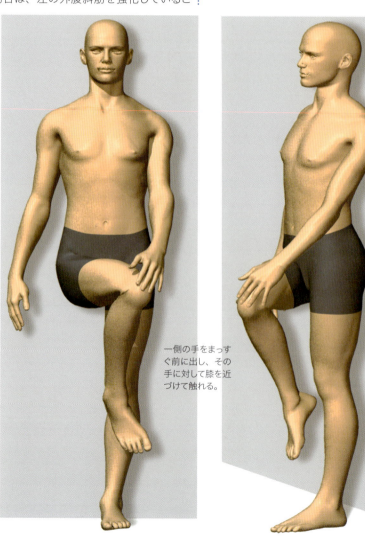

一側の手をまっすぐ前に出し、その手に対して膝を近づけて触れる。

PART 5 立位姿勢の評価と修正エクササイズ

エクササイズ 9 もも上げ歩行

ふだんよりも大腿を持ち上げて歩きます。腸腰筋を使ってももを高く上げるときに（モビリティ）、腰が丸まらないように腰部の脊柱起立筋、特に腰腸肋筋（→P.64）にも力を入れておいてください（スタビリティ）。また、支持脚側の大殿筋にもしっかりと力を入れてください。

振り出した足を床につけるときには、踵からつけるようにしてください。胸の真ん中を前に突き出すようにし、手も前後にしっかりと振れるように歩きましょう。特に肘は伸ばして後ろにきれいに振りましょう。

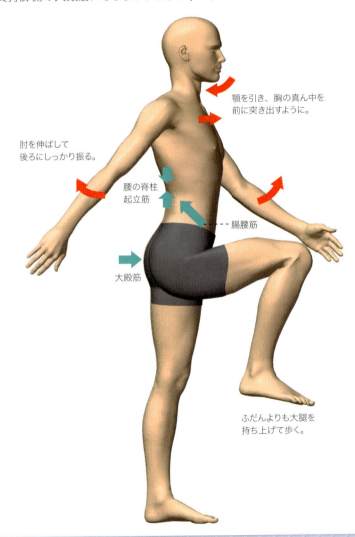

顎を引き、胸の真ん中を前に突き出すように。

肘を伸ばして後ろにしっかり振る。

腰の脊柱起立筋

腸腰筋

大殿筋

ふだんよりも大腿を持ち上げて歩く。

129

頭部前方位と胸椎後弯姿勢の修正 ❶
頭部前方位と胸椎後弯のアライメント・症状・原因

修正エクササイズ P.134〜

頭部前方位姿勢とは

頭部が正常よりも前方に位置する**頭部前方位姿勢**は、ふだんの何気ない姿勢が習慣化することで生じる不良姿勢です。立位に限らず、座位の不良姿勢も大きく影響します（図1）。

頭部前方位と胸椎後弯によって起こる障害

立位における後弯前弯型、後弯平坦型、平背型すべてに共通しているのは頭部前方位と**胸椎後弯**（**ねこ背**）です。胸椎後弯に関しては、後弯前弯型では中部胸椎、後弯平坦型と平背型では上部から中部の胸椎への長い後弯が特徴的です。

頭部前方位と胸椎後弯があると、身体のさまざまなところに障害が波及する可能性がありますので注意が必要です（図2）。

特に環椎後頭関節の後屈（伸展）は、開口と下顎の後方変位を引き起こします（図3）。環椎後頭関節後屈位で閉口しようとすると、舌骨上筋群（→P.133 図5）・舌骨下筋群（→P.133 図5）が過度に緊張することになります（図5）。肩甲舌骨筋が付着する肩甲骨の位置も、舌骨筋群の筋長と緊張に影響を与えます（図4）。

外側翼突筋は、本来は下顎頭を前方に引き出して開口に作用する筋ですが、下顎頭が後方変位すると、外側翼突筋上頭（図7）が、閉口筋である側頭筋や咬筋（図6）の収縮によって伸張され、関節円板に付着する外側翼突筋上頭に伸張反射が生じて早期の収縮を誘発し、関節円板が前方変位することになります。

下顎の位置や、舌骨筋群の筋長や緊張が変化すると、咬合パターンが変化し、顎関節の動きや舌骨の位置に変化を与えることになります、もし舌骨が挙上し、口呼吸が組み合わさると、舌は下方変位し、食べ物を飲み込む際に顎舌骨筋が舌を十分に挙上できなくなり、水や食べ物が口からこぼれたりする異常な嚥下パターンも生じることになります。

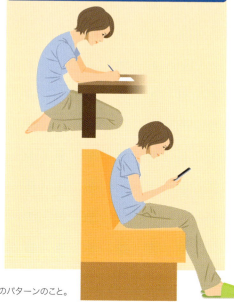

頭部前方位姿勢につながるねこ背姿勢（図1）

キーワード **咬合パターン**…上下の歯のかみ合わせのパターンのこと。

PART 5 立位姿勢の評価と修正エクササイズ

頭部前方位姿勢と胸椎後弯に併発する障害（図2）

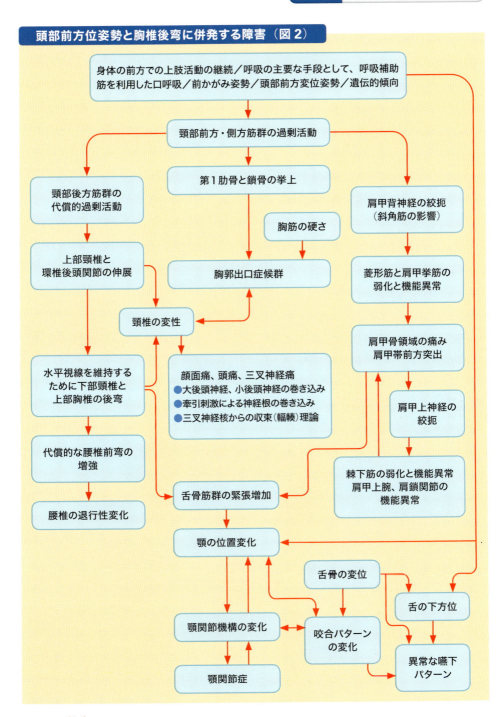

キーワード 嚥下パターン… 口腔内の食べ物、飲み物を飲み下すパターンのこと。

頭部前方位と胸椎後弯のアライメント・症状・原因

頭部前方位姿勢の影響（図3）

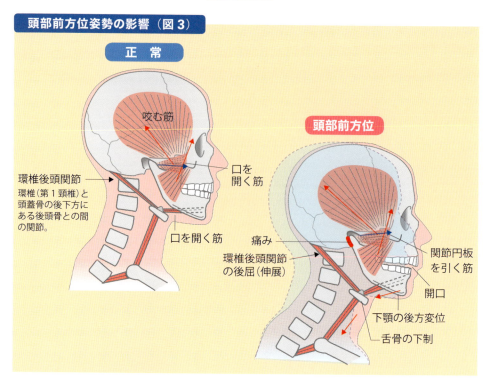

顎関節の機能（図4）

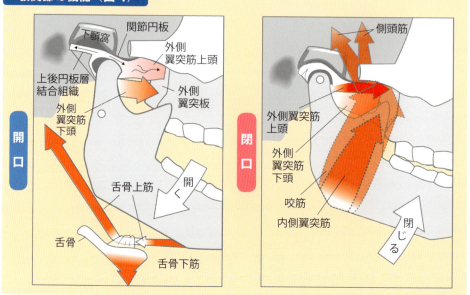

キーワード　絞扼（こうやく）… 締めつけられること。

PART 5 立位姿勢の評価と修正エクササイズ

舌骨上筋群と舌骨下筋群（図5）

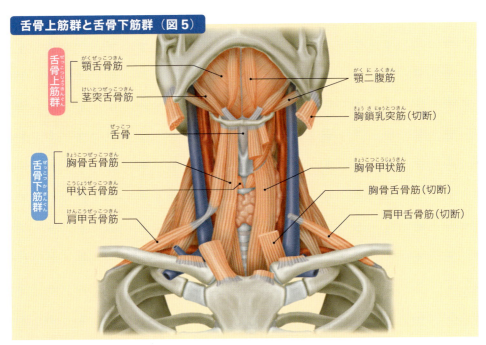

側頭筋と咬筋（図6）

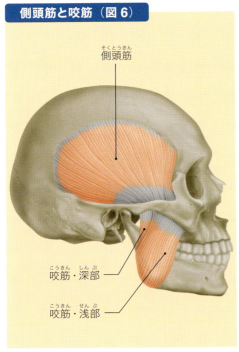

外側翼突筋（図7）

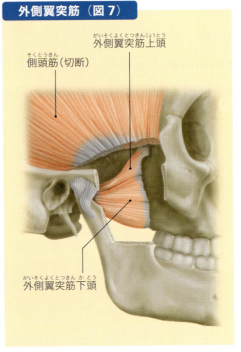

キーワード　呼吸補助筋… 呼吸筋（→P.57）のうち、呼吸を補助する筋のこと。

頭部前方位・胸椎後弯の修正エクササイズ

頭部前方位と胸椎後弯姿勢の修正 ②

エクササイズ 1　背臥位での胸椎伸展

背臥位にて、丸まった背中の下にバスタオルを筒状に丸めた物をおき、膝を曲げて立てます。顎を喉元に引きつけたままバンザイをして（モビリティ）、腕の重みに任せて30〜60秒間ストレッチングを行います。同時に腰が床から浮かないように、腹筋にも軽く力を入れておきましょう（スタビリティ）。

顎が引きにくい人は、頭部の下に薄い枕かタオルをおいて行うと良いでしょう。
15秒間の休みを入れながら、3回行えるようになりましょう。
バスタオルから背中が浮くようにさらに胸を突き出すと、胸椎の脊柱起立筋も鍛えることができます。

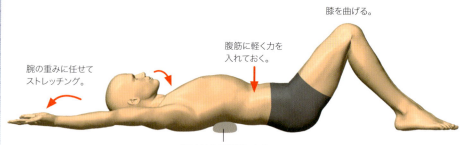

腕の重みに任せてストレッチング。
腹筋に軽く力を入れておく。
膝を曲げる。
バスタオルを筒状に丸めて、丸まった背中（胸椎）の下におく。

膝を曲げていても腰が反ってしまう人は、足をソファなどに上げておきましょう。

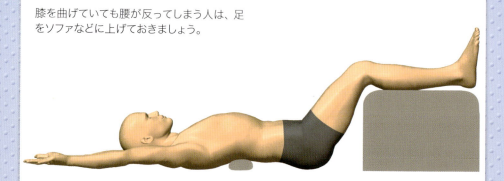

エクササイズ 2 腰丸め、胸そらしエクササイズ

四つ這いになり、大腿が床と垂直になるようにし、両膝関節間は拳1つ分ほど離します。脊椎は中間位に保ったまま、まず顎を喉元に引きつけます（**1**）。それから、手で床を押しながらお尻を踵に近づけていきます。このとき、腰を丸めながらも、胸は反らすようにしましょう（**2**）。
この状態で、30〜60秒間ストレッチを行います。15秒間の休みを挟みながら、3回行えるようになりましょう。
このエクササイズは、胸の前の大胸筋・小胸筋をストレッチングして、丸まった胸椎を伸ばすのに効果があります。朝の寝起きでも簡単にできるエクササイズです。
なお、腰椎も曲がってしまった姿勢の人は、腰椎も伸展するようにします。

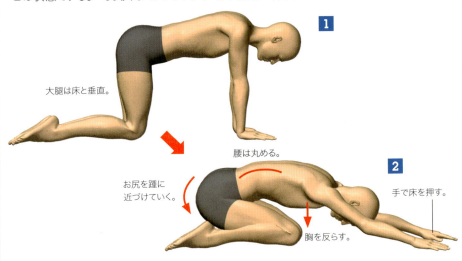

大腿は床と垂直。
お尻を踵に近づけていく。
腰は丸める。
胸を反らす。
手で床を押す。

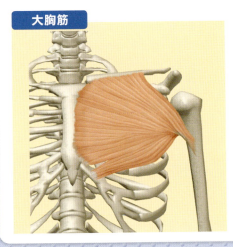

大胸筋

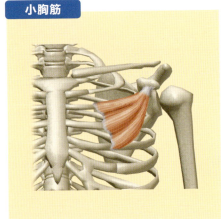

小胸筋

頭部前方位・胸椎後弯の修正エクササイズ

エクササイズ 3　広背筋のストレッチング
前腕をつけた四つ這いから行う方法

四つ這いになり、大腿が床と垂直になるようにし、両膝関節間はひと拳ほど離します。左右の前腕をくっつけた状態で床につけ、手の平を上に向け、小指同士をくっつけます（**1**）。次にお尻を踵に近づけていきますが、このとき、顎を喉元に引きつけたまま、腰を丸めながらも、胸は反らすようにしましょう。左右の前腕の間が離れそうになったり、手の平が内側を向いてくるようになったらそこで止めてストレッチしましょう（**2**）。両膝と両肘間の距離が広すぎると腰椎が反って伸展するので注意してください。この状態で、30～60秒間ストレッチングを行います。15秒間の休みを挟みながら、3回行えるようになりましょう。

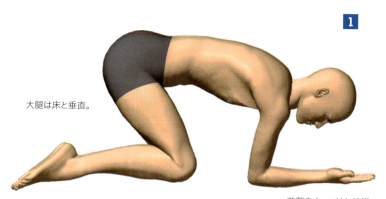

1

大腿は床と垂直。

前腕をくっつけた状態で手の平を上に向ける。

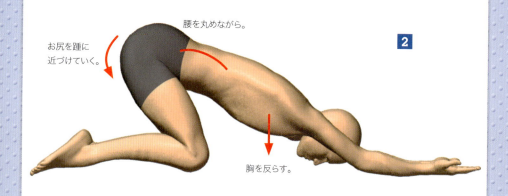

2

腰を丸めながら。

お尻を踵に近づけていく。

胸を反らす。

PART 5 立位姿勢の評価と修正エクササイズ

エクササイズ 4 広背筋のストレッチング
座って行う方法

次に、背中を壁につけて座り、腰は丸めておきます。身体の前で、左右の肘をくっつけたままで、両小指の間を離していきます。そのときタオルをつかむようにすると行いやすくなります（**1**）。そして、タオルが緩まないようにしながら、両肘を上に上げていきます。

タオルが緩みそうになったらそこで止めてストレッチしましょう（**2**）。この状態で、30〜60秒間ストレッチングを行います。15秒間の休みを挟みながら、3回行えるようになりましょう。

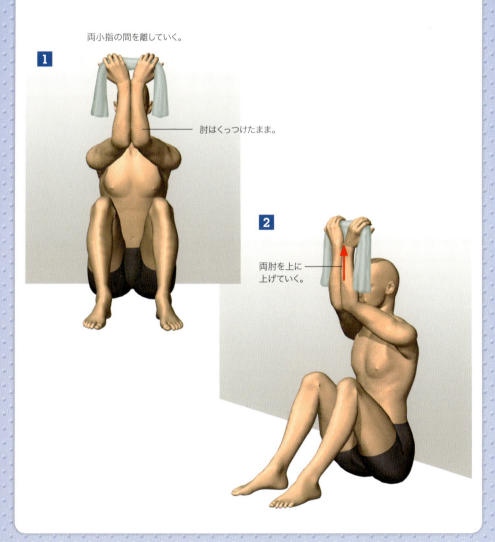

1 両小指の間を離していく。
肘はくっつけたまま。

2 両肘を上に上げていく。

頭部前方位・胸椎後弯の修正エクササイズ

エクササイズ 5　広背筋のストレッチング
立って行う方法

次に、立って行う方法です。左右の前腕をつけたまま、両肘が離れないように、両腕を上げていきます（**1**）。そのとき、両腕を上げると同時に両肘を伸展させ、両前腕は、常に壁と平行になるようにしてください。そのとき、腰部が壁に接するように、腹部に力を入れておきます（スタビリティ）。最初は踵を壁から離して行うと行いやすいです（**2**）。

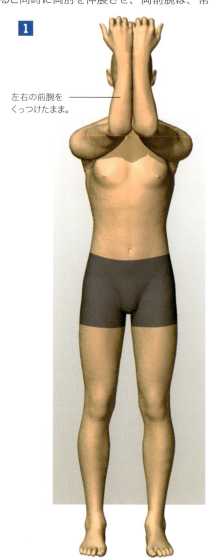

1

左右の前腕をくっつけたまま。

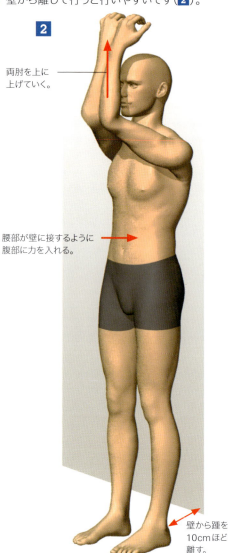

2

両肘を上に上げていく。

腰部が壁に接するように腹部に力を入れる。

壁から踵を10cmほど離す。

PART 5　立位姿勢の評価と修正エクササイズ

両肘が離れそうになったら、そこで止めてストレッチしましょう（モビリティ）。慣れるに従い、踵を壁につけていってください（3）。さらに、座って行ったようにタオルを持ち、両小指を少しずつ離していき、そこからタオルが緩まないように両腕を挙上していくように進めていきましょう（4）。これらの運動はバストアップ効果ももたらします。

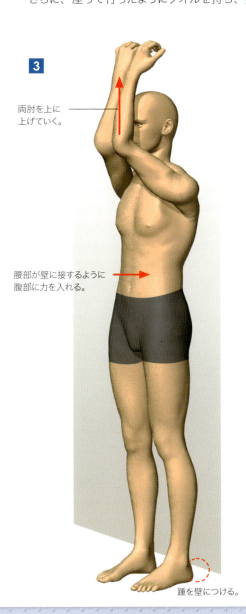

両肘を上に上げていく。

腰部が壁に接するように腹部に力を入れる。

踵を壁につける。

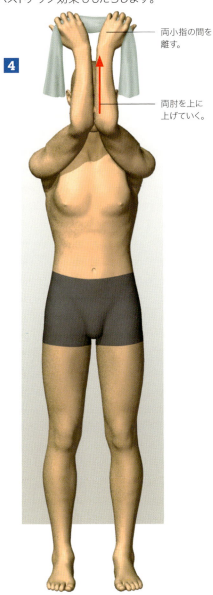

両小指の間を離す。

両肘を上に上げていく。

139

頭部前方位・胸椎後弯の修正エクササイズ

エクササイズ 6　顎引きつけ胸反らしエクササイズ❶

背もたれのない椅子に腰掛けます。後頭骨の下のくぼみで両手を組み、両手を斜め上前方に持ち上げるようにしながら、顎を喉元に引きつけるのを助けます（❶）。

次に、両肘を後ろに引いて胸を前に張り出して、顎は軽く引いたままで正面を見ます（モビリティ）。そのとき、腰が反らないようにスタビリティとして腹筋にも軽く力を入れておきましょう（❷）。腹筋に力を入れにくくて腰が反りがちな場合は、膝を股関節よりも高めにして行いましょう。

この状態で、20～30秒間のストレッチングを15秒間の休みを入れながら3回行えるようになりましょう。

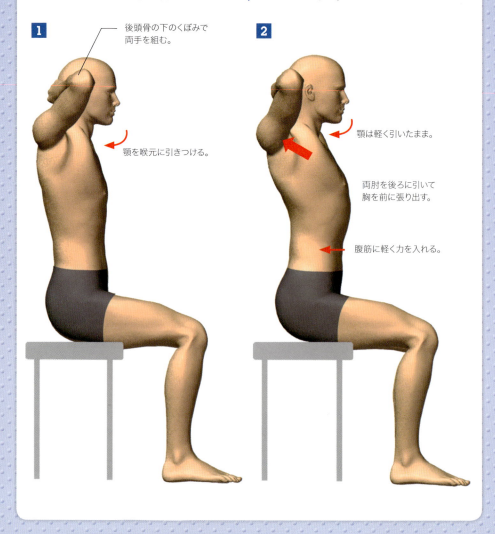

❶ 後頭骨の下のくぼみで両手を組む。
顎を喉元に引きつける。

❷ 顎は軽く引いたまま。
両肘を後ろに引いて胸を前に張り出す。
腹筋に軽く力を入れる。

PART 5　立位姿勢の評価と修正エクササイズ

エクササイズ 7　顎引きつけ胸反らしエクササイズ ❷

「顎引きつけ胸反らし」を両手の助けがなくてもできるようになれば、自分自身の力で行えるように指導しましょう。指導者は鼻の下に指で軽く触れます。対象者はその指から鼻下を後方に離すようにして頸椎をまっすぐにすると同時に顎を喉元に引きつけていきます（ 1 ）。
次にその状態を維持したまま、胸を前に張り出して、両肩甲骨の間を近づける（モビリティ）ようにします（ 2 ）。そのとき、腰が反らないようにスタビリティとして腹筋にも軽く力を入れておきましょう。

これらのエクササイズは、顎を引くことで首の前の頸長筋（下図）や舌骨上・下筋群 ➡ P.133 を強化し、頭の付け根の後頭下筋群をストレッチします。さらに、胸椎の脊柱起立筋群と僧帽筋中・下部線維（➡ P.52 ）を使って胸を反らせることで、これらの筋群の強化になり、かつ大胸筋・小胸筋 ➡ P.135 のストレッチングにもなります。

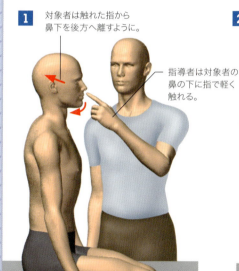

1　対象者は触れた指から鼻下を後方へ離すように。
指導者は対象者の鼻の下に指で軽く触れる。

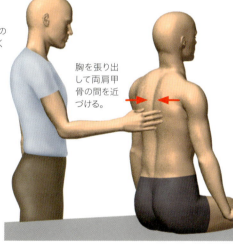

2　胸を張り出して両肩甲骨の間を近づける。

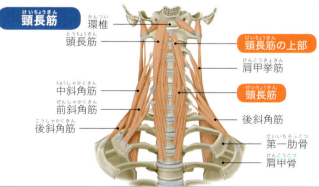

頸長筋
環椎
頭長筋
頸長筋の上部
肩甲挙筋
中斜角筋
前斜角筋
頸長筋
後斜角筋
後斜角筋
第一肋骨
肩甲骨

頭部前方位・胸椎後弯の修正エクササイズ

エクササイズ 8 肩甲骨引き起こしエクササイズ

背もたれのない椅子に腰掛けます。膝を股関節よりも高めにしましょう。腕を肩の高さに上げ、両方の人差し指がくっつくようにひし形を作ります（**1**）。

次に、顎を喉元に引きつけたまま、下を向いていた手の平が前を向くように、肩甲骨を起き上がらせながら腕を手前に回してきましょう（モビリティ）。肘は直角のままで、その肘が背中より後ろにこないように注意してください。また、腰が反らないようにスタビリティとして腹筋にも軽く力を入れておきましょう（**2**）。

この状態で、20〜30秒間のストレッチングを15秒間の休みを入れながら3回行えるようになりましょう。

このエクササイズは、肩甲骨を下げる僧帽筋下部線維 ➡ P.52 の強化と、胸の前の大胸筋・小胸筋 ➡ P.135 のストレッチングに効果的です。

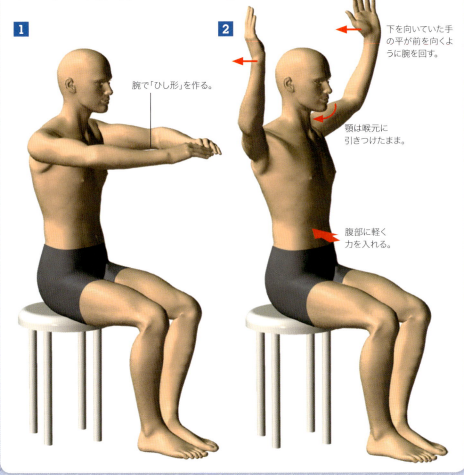

1 腕で「ひし形」を作る。

2 下を向いていた手の平が前を向くように腕を回す。顎は喉元に引きつけたまま。腹部に軽く力を入れる。

PART 5 立位姿勢の評価と修正エクササイズ

エクササイズ 9 小胸筋のストレッチング

肩甲骨引き起こしエクササイズで、「肩甲骨を起き上がらせるのがなかなか難しいな」と感じる人は、事前にこのエクササイズをやっておくと効果的です。背臥位で、両膝を曲げて膝を立てます。片手で、反対側の肩を床につけるように押します（**1**）。

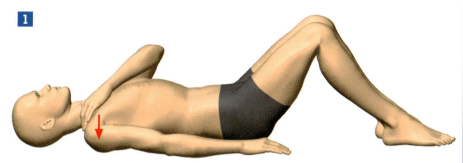

1

片手で反対側の肩を
床につけるように押す。

次に、身体を、押さえた肩と反対側に回していきます（**2**）。このときに肩が浮き始めたらそこで止めて、30〜60秒間のストレッチングを15秒間の休みを入れながら3回行えるようになりましょう。腰だけを回さないように注意してください。

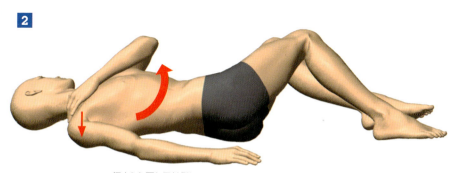

2

押さえた肩と反対側に
身体を回していく。

左右の脚長差の修正 ❶
寛骨の前傾・後傾による脚長差

修正エクササイズ
P.150〜

構造的脚長差と機能的脚長差

左右の脚の長さの違い、すなわち、脚長差には、**構造的脚長差**と、**機能的脚長差**があります。

構造的脚長差は、ひと言でいえば骨そのものの異常による脚長差で、図3のような場合に生じます。

構造的脚長差（図1）

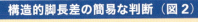

右の下腿が長い　　　　左の大腿が長い

構造的脚長差の簡易な判断（図2）

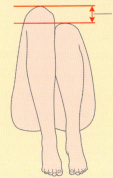

足側から見たとき、膝が高い側（右）の下腿は低い側（左）の下腿よりも長い。

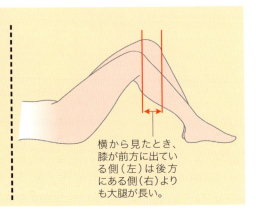

横から見たとき、膝が前方に出ている側（左）は後方にある側（右）よりも大腿が長い。

キーワード　**股関節脱臼**…大腿骨頭が寛骨臼から外れた状態のこと。

構造的脚長差が起こる場合（図3）

- 一側に先天性股関節脱臼の既往がある。
- 若いときに過度の骨形成を生じさせる損傷の既往がある。
- 大人になってから骨の短縮を生じる外傷性の損傷の既往がある。
- 一側の脛骨に内反や外反がある。

構造的脚長差を簡易に判断する方法としては、背臥位で両膝を曲げて観察する方法があります。足の側から見たときに、膝が高い側の下腿は低い側よりも長いということになります（図2左）。横から見たときに、膝が前方に出ている側は後方にある側よりも大腿が長いということになります（図2右）。このように下腿や大腿の長さの違いによって生じるのが、構造的脚長差です。

一方、**機能的脚長差**は、ひと言でいえば筋・筋膜のインバランスによる脚長差で、図4のような場合に生じます。

機能的脚長差が起こる場合（図4）

- 一側の寛骨が前傾する（下肢長が長くなる）（図5）
- 一側の寛骨が後傾する（下肢長が短くなる）
- 骨盤側方傾斜（高い側が長くなる）
- 股関節内転筋群あるいは膝屈筋群の拘縮
- 筋スパズムを伴う股関節・膝関節の異常肢位
- 一側の凹足（下肢長が長くなる）
- 一側の過回内（下肢長が短くなる）　など

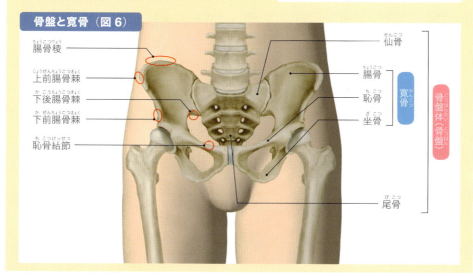

骨盤前傾による下肢長の変化（図5）

背臥位だと前傾した側の下肢長が長くなるのがわかる。

骨盤と寛骨（図6）

キーワード　筋スパズム…　筋が異常に興奮して筋緊張が強くなった状態のこと。筋痙攣。

寛骨の前傾・後傾による脚長差

寛骨の角度による左右の脚長差　触診による評価

脚長差を生じさせる要因で、特に注目すべきなのが**寛骨の前傾と後傾**です。骨の触診ポイントは次の図の通りです（図7）。

このポイントを立位と背臥位で触診します。 立位では足部の代償の影響で寛骨の左右差がはっきりしないこともありますので、必ず背臥位でも触診してください。背臥位になると足部の代償のない純粋な寛骨の左右差が評価できます。

寛骨の前傾と後傾　骨の触診ポイント（図7）

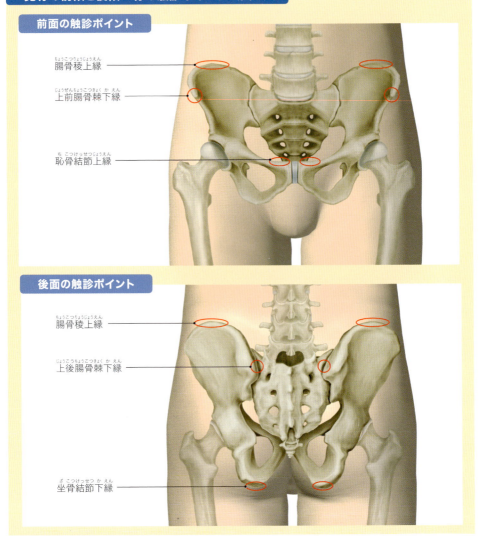

前面の触診ポイント
- 腸骨稜上縁
- 上前腸骨棘下縁
- 恥骨結節上縁

後面の触診ポイント
- 腸骨稜上縁
- 上後腸骨棘下縁
- 坐骨結節下縁

キーワード　**恥骨結節**… 恥骨結合の前外側にある丸い突起（結節）。

背臥位での触診による評価の実際

背臥位にて、右上前腸骨棘が左上前腸骨棘より低く（図8）、右下後腸骨棘が左下後腸骨棘より高く、腸骨稜・恥骨結節・坐骨結節の左右差がほとんどなければ、右寛骨が前傾していて左寛骨が後傾しているという評価になります。

しかし、ここで図9を見てください。背臥位で骨盤が中間位のときは、上前腸骨棘と恥骨結節は水平面上に並びます（立位では垂直面上に並ぶ）。**恥骨結節よりも上前腸骨棘が腹側にあれば前傾位、同じ高さなら中間位、恥骨結節よりも上前腸骨棘が背側にあれば後傾位**ということになります。

よって、図8は、次の3通りの場合がまず考えられます。
❶ 右寛骨前傾位・左寛骨後傾位
❷ 右寛骨前傾位・左寛骨中間位
❸ 右寛骨中間位・左寛骨後傾位
あるいは次の場合も考えられます。
❹ 両側の寛骨が前傾位（立位では後弯前弯型）だけれど、右が左に比べてより前傾している。
❺ 両側の寛骨が後傾位（立位では後弯平坦型あるいは平背型）だけれど、左が右に比べてより後傾している。

いずれも、背臥位で左右それぞれの上前腸骨棘と恥骨結節の床面からの高さの違いを確認することで合計5通りの鑑別が可能となります。

右寛骨前傾・左寛骨後傾の例（図8）

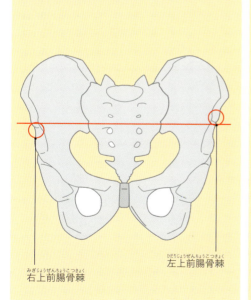

右上前腸骨棘　左上前腸骨棘

背臥位における骨盤中間位（図9）

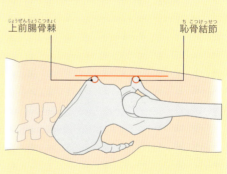

上前腸骨棘　恥骨結節

- 恥骨結節よりも上前腸骨棘が腹側にある
  → 寛骨前傾位
- 恥骨結節と上前腸骨棘が同じ高さにある
  → 寛骨中間位
- 恥骨結節よりも上前腸骨棘が背側にある
  → 寛骨後傾位

キーワード　坐骨結節…坐骨下部にある突起（結節）。椅子座位の椅子の面に接して体重を支える部位。

寛骨の前傾・後傾による脚長差

背臥位と長座位とで下肢長に変化が現れる場合

また、背臥位では寛骨前傾に伴って大腿骨頭の位置は背側・尾側に偏位します。後傾側では大腿骨頭の位置は頭側・腹側に偏位します（図10）。すなわち、背臥位では、前傾側が尾側への影響、後傾側が頭側への影響によって、前傾側の下肢長が見かけ上、長くなります。一方、長座位になると、前傾側が背側への影響、後傾側が腹側への影響によって、前傾側の下肢長が見かけ上、短くなります。このように背臥位と長座位とで下肢長に変化が現れることになります。これも大切な評価になります。長座位のときは骨盤をしっかり起こしておくことに注意してください。

背臥位と長座位における脚長差の変化（図10）

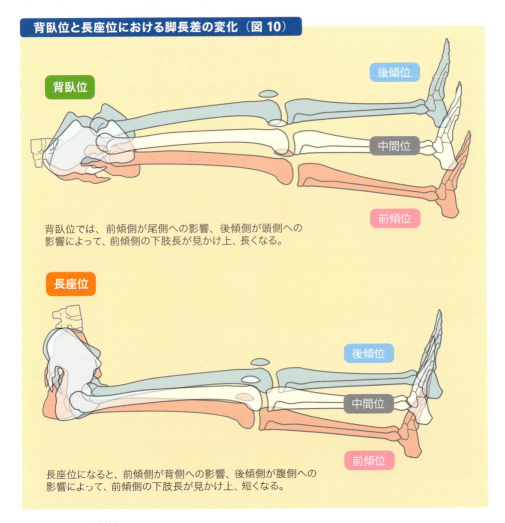

背臥位では、前傾側が尾側への影響、後傾側が頭側への影響によって、前傾側の下肢長が見かけ上、長くなる。

長座位になると、前傾側が背側への影響、後傾側が腹側への影響によって、前傾側の下肢長が見かけ上、短くなる。

キーワード　偏位… 偏った位置のこと。

PART 5　立位姿勢の評価と修正エクササイズ

　このような見かけ上の脚長差は、例えば立位の休めの姿勢で、右下肢を支持脚にする人で右寛骨が前傾して右下肢が長くなることがあります。長い側を短く見せるためには、寛骨を後傾すればよいのですが、これが難しい場合は距骨下関節を回内（踵骨外反）することで下肢長を短く見せるように代償して、両下肢の長さをいっしょにするように見せかけます。合わせて、その側の膝は外反傾向になります（図11）。

　逆に、短い側を長く見せるためには、寛骨を前傾すればよいのですが、これが難しい場合は距骨下関節を回外（踵骨内反）することで下肢長を長く見せるように代償して、両下肢の長さをいっしょにするように見せかけます。合わせて、その側の膝は内反傾向になります（図12）。

長い下肢を短く見せる（図11）

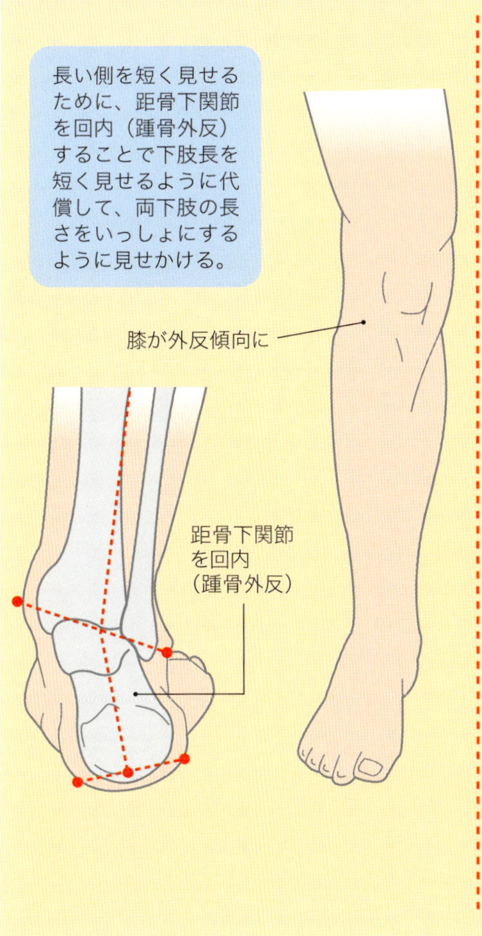

長い側を短く見せるために、距骨下関節を回内（踵骨外反）することで下肢長を短く見せるように代償して、両下肢の長さをいっしょにするように見せかける。

膝が外反傾向に

距骨下関節を回内（踵骨外反）

短い側を長く見せる（図12）

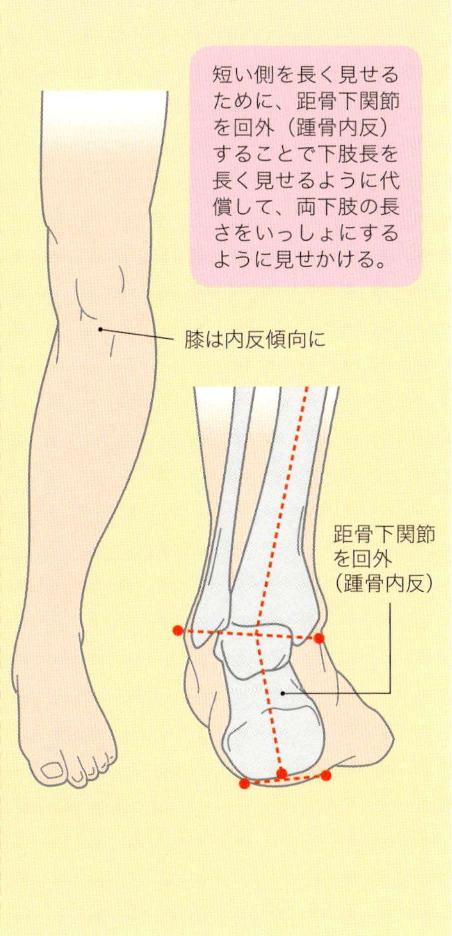

短い側を長く見せるために、距骨下関節を回外（踵骨内反）することで下肢長を長く見せるように代償して、両下肢の長さをいっしょにするように見せかける。

膝は内反傾向に

距骨下関節を回外（踵骨内反）

キーワード　回内・回外 … 足部の場合、足の内側がつぶれる方向が回内、足の内側が持ち上がる方向が回外。

左右の脚長差の修正 ❷
左右寛骨の前・後傾非対称性を修正するエクササイズ

体幹の筋膜らせん

　ヒトが二足歩行を獲得したもう1つの利点は、**筋膜らせん**の進化です。四足動物のゆっくりとした移動では、同側の上肢と下肢をいっしょに動かしますが、ヒトは対側の上肢と下肢を連携して動かすことが可能になりました。

　一側の広背筋の一部のコラーゲン線維が、胸腰筋膜を介して対側の大殿筋の筋膜に連結し、交差性の移動（右手と左足が同時に前に出る歩行スタイル）が可能になったのです（下図左）。

　同じ連結は、身体の前部にも存在します。大胸筋腹部線維は、腹斜筋の腱膜によって形成される腹直筋の筋膜鞘上に入り込み、腹部の筋膜のS字状のコラーゲン線維は、恥骨結合を介して対側の下肢の筋膜（特に内転筋群）と連続しています（下図右）。

　つまり、一側上肢と対側下肢が同期して動くことが可能となり、例えば右手と左足を前に振り出したときは、左手と右足は後ろにあるという交互性の歩行が発達してきたのです。

　左右の寛骨の前傾と後傾の左右差は歩行にも現れます。すなわち、右寛骨の前傾側では、左上肢の後ろへの振り出しと右下肢の蹴り出しが大きくなり、左寛骨の後傾側では、右上肢と左下肢の前への振り出しが大きくなるのです。歩行を観察することで、この左右差が明らかになります。

　ここでは、この歩行を修正するためのエクササイズを紹介しましょう。

体幹の筋膜らせん

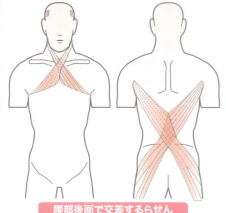

腰部後面で交差するらせん

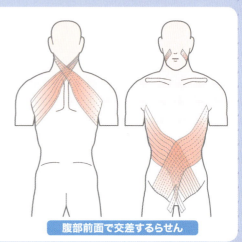

腹部前面で交差するらせん

PART 5　立位姿勢の評価と修正エクササイズ

エクササイズ 1　筋膜リリース

筋・筋膜のつながりを意識して、筋膜のよじれをリリース（解除）していきます。単なるストレッチングではなく、全身のつながりを意識しながら気持ちよい範囲で時間をかけてリリースします。筋膜はI型のコラーゲン（膠原）線維と少しのエラスチン（弾性）線維からなりますが、コラーゲン線維は縦・横・斜めに走行しています。さまざまな方向に走行するコラーゲン線維のよじれや捻れをとるには時間がかかります。

ここでは、右寛骨前傾、左寛骨後傾を修正する方法を説明します。両手をテーブルか椅子の背におきます。右足を前に出します。左足を筒のようにイメージして、床の中に入り込んでいくように伸ばします（1）。続いて、右手を頭の上にあげ、天井に向かって伸ばして20～30秒間リリースしてから（2）、さらに体幹を右回旋して気持ちのいいところで20～30秒間リリースします（3）。慣れてきたら左の前腕もテーブルにつけるようにして手の平は上を向き、回旋角度を増やして20～30秒間リリースしましょう（4）。

これによって、右寛骨を前傾させている右股関節の大殿筋と左広背筋をリリースし、左寛骨を後傾させている左股関節の屈曲・内転筋群と右大胸筋腹部線維・外腹斜筋をリリースすることになります。

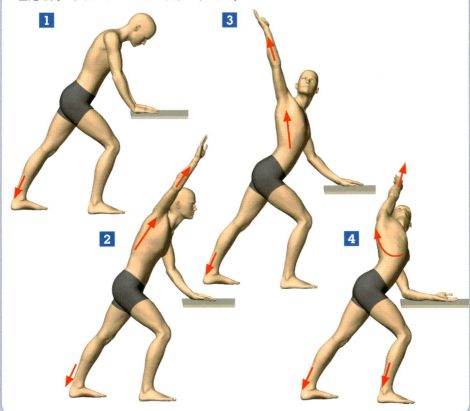

151

左右寛骨の前・後傾非対称性を修正するエクササイズ

エクササイズ 2　右寛骨が前傾している場合の歩容修正エクササイズ

背臥位でのエクササイズ

背臥位になり、右股関節の屈曲・内転筋群と、左大胸筋腹部線維・外腹斜筋を同期させるために右膝の外側に左肘を当てるように体幹を右回旋させて5秒間止めます。息は止めないでください。
5〜10回から開始し、徐々に回数を増やしていってください。

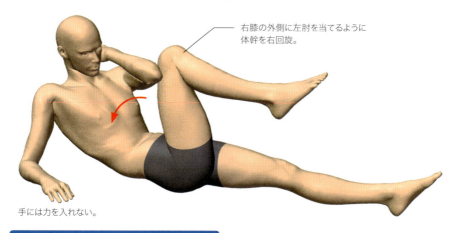

右膝の外側に左肘を当てるように体幹を右回旋。

手には力を入れない。

四つ這い位でのエクササイズ

四つ這い位になり、背臥位と同様に行います。バランスも要求されますので、背臥位よりも難しくなります。やはり5秒間ほど止めますが、息は止めないようにしてください。
5〜10回から開始し、徐々に回数を増やしていってください。

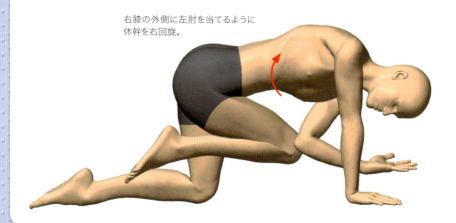

右膝の外側に左肘を当てるように体幹を右回旋。

PART 5　立位姿勢の評価と修正エクササイズ

エクササイズ 3　左寛骨が後傾している場合の歩容修正エクササイズ

背臥位でのエクササイズ

背臥位になり、左股関節の大殿筋と、右広背筋を同期させるために、左の殿部を床から持ち上げ、かつ右手で床を押して右肩を床から持ち上げるようにします。この状態で5秒間止めますが、息は止めないようにしてください。5〜10回から開始し、徐々に回数を増やしていってください。

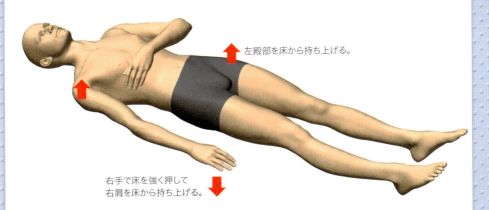

左殿部を床から持ち上げる。

右手で床を強く押して右肩を床から持ち上げる。

四つ這い位でのエクササイズ

四つ這い位になり、背臥位と同様に行います。ただし、右上肢は前方に大きく持ち上げてください。バランスも要求されますので、背臥位よりも難しくなります。やはり5秒間ほど止めますが、息は止めないようにしてください。
5〜10回から開始し、徐々に回数を増やしていってください。

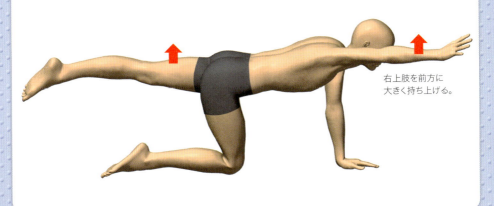

右上肢を前方に大きく持ち上げる。

153

前額面における不良立位姿勢の修正 ❶

脊柱側弯症（せきちゅうそくわんしょう）

修正エクササイズ
P.158〜

脊柱側弯症とは

　前額面での不良姿勢は、脊柱の側弯や骨盤の左右の高さの違いが問題になります。**脊柱側弯症**とは、脊柱が側方へ弯曲し、椎体の側方転位と回旋を伴う病態で、通常、胸部および腰部におよびます。胸椎と腰椎の側方弯曲が逆になるＳ字曲線の側弯や、胸・腰椎全体のＣ字曲線の側弯が見られます。股関節、骨盤および下肢に非対称性が見られることもあります。

　脊柱側弯症には大きく分けて、**構築性脊柱側弯症**と**非構築性脊柱側弯症**があります。非構築性脊柱側弯症は、**機能的脊柱側弯症**または**姿勢性脊柱側弯症**とも呼ばれます。

構築性脊柱側弯症とは

　構築性脊柱側弯症とは、骨そのものの構造的な側弯を指し、なかには脊椎の補正できない捻れによる回復不能の側弯症があります（図1）。この例は、立位での胸椎右凸、腰椎左凸のＳ字曲線による脊柱側弯症例です。

構築性脊柱側弯症−胸椎右凸、腰椎左凸の例（図1）

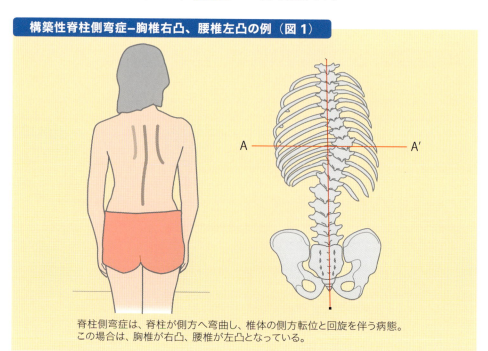

脊柱側弯症は、脊柱が側方へ弯曲し、椎体の側方転位と回旋を伴う病態。この場合は、胸椎が右凸、腰椎が左凸となっている。

キーワード　**骨軟化症（こつなんかしょう）**…石灰化していない骨器質（類骨）が増加する病気。骨の成長の前に小児に発症するものをくる病という。

PART 5 立位姿勢の評価と修正エクササイズ

構築性脊柱側弯症の評価と原因

評価・診断の方法	**立位検査** ● ウェストラインの左右非対称性、両肩や両肩甲骨の高さの左右差などを評価する。 ● 椎体の捻れは弯曲の凸側方向になっている。 ● 胸椎では、肋骨が脊椎の弯曲によって捻れ、このため肋骨が脊椎の後部凸側に隆起していることも、前部凹側に隆起していることもある。 **立位単純X線検査** ● コブ（Cobb）角を測定して診断する。コブ角とは、最大の傾斜を示す椎体と椎体の間の角度で、その角度が25°未満ならば軽症として経過観察、25°以上ならば治療が必要になる。 ● 前屈姿勢をとると、後方への肋骨や腰部の隆起が見られる（下図）。このときの椎体と肋骨との関係は、 ❶ 椎体の凸側への回旋、 ❷ 棘突起の凹側への回旋、 ❸ 肋骨隆起、 ❹ 凹側陥凹を評価する。 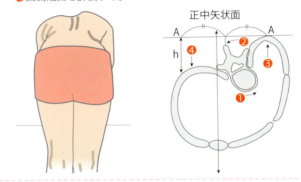
よく見られる原因	● 神経筋疾患または脳性麻痺・脊髄損傷などによる障害 ● 骨軟化症・くる病・骨折などの骨疾患 ● 原因不明の突発性疾患

非構築性脊柱側弯症とは

非構築性脊柱側弯症とは、筋・筋膜のインバランスなど機能的な問題による側弯を指し、左右の構造的脚長差の違いによって骨盤の高さの左右差を生じさせる場合と、骨盤周囲の筋・筋膜のインバランスによって骨盤の高さが変化して見かけ上の脚長差が生じる場合があります。側弯症を伴う場合も伴わない場合もあります。ここでは、前額面における立位の不良姿勢としてよく見られる左右の骨盤の高さの違いについて説明します（次ページ 図2）。

キーワード　インピンジメント… 筋や腱が関節に挟まることで起こる痛みのこと。

脊柱側弯症

非構築性脊柱側弯症の前額面のアライメント（図2）

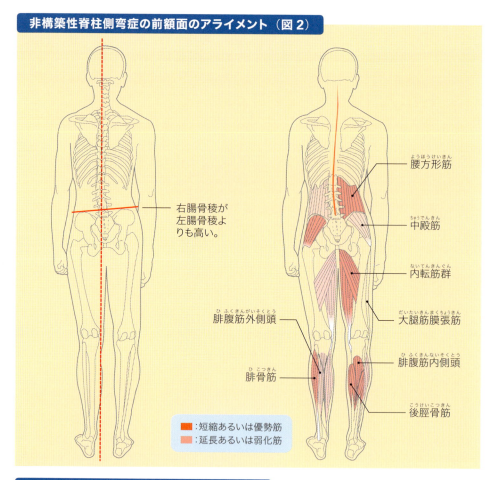

非構築性脊柱側弯症のアライメント・症状

| アライメント | ●右腸骨稜が左腸骨稜よりも高い*。
●腰椎は軽度左凸。
●右股関節内転位、左股関節外転位。この肢位では、右下肢が左下肢よりも見かけ上短くなる。これを補正するために、右足部は回外（踵骨内反）して足部外側縁に体重をかけ、右膝は内反傾向となる。一方、左足部は回内（踵骨外反）して足の内側縦アーチを低くし、左膝は外反傾向となる。
*腸骨稜の高さの違いは、少なくとも約1cm以上にならないと臨床的な意義は持たない。両足を閉じた立位ではその差が広がり、両足を大きく開いた立位では骨盤が水平になる場合は、骨盤周囲、特に股関節外転筋群の筋力・筋長の左右差が原因である。腰痛および殿部に放散痛がある患者において、骨盤の高さの急激な変化は、おそらく股関節外転筋群の弱化が原因と考えられる。 |

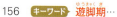 遊脚期… 歩行の一局面で、足部が地面から離れている時期のこと。地面に接している時期のことを立脚期という。

短縮あるいは優勢になりやすい筋	**右側骨盤挙上側** 腰方形筋、内転筋群、腓腹筋内側頭、前脛骨筋、後脛骨筋、長趾屈筋、長母趾屈筋	
	左側骨盤下制側 中殿筋、大腿筋膜張筋、腓骨筋、腓腹筋外側頭	
延長あるいは弱化しやすい筋	**右側骨盤挙上側** 中殿筋、大腿筋膜張筋、腓骨筋、腓腹筋外側頭	
	左側骨盤下制側 腰方形筋、内転筋群、腓腹筋内側頭、前脛骨筋、後脛骨筋、長趾屈筋、長母趾屈筋	
症状を起こしやすい部位	**右側骨盤挙上側** ●骨盤が上方に傾斜するので荷重が増加する。大腿骨頭を覆う範囲を減少させ、大腿骨頭の内側あるいは中央面の退行性変化のリスクが生じる。 ●挙上によって、最下位の分節で腰椎の側屈を生じさせる。この例では左凸の右側屈を生じ、同時に反対側への回旋を生じさせ、この回旋が腰痛の一般的な要因となる。胸椎および頸椎には反対方向への代償性側弯が見られることがある。 ●右側腰椎椎間関節には、関節の伸展および圧縮が見られ、椎間板の右側へは圧縮が加わる。また椎間孔の狭窄が生じ、血管の鬱滞または神経根への刺激を引き起こす。 ●股関節外転筋力は低下し、内転筋群は硬くなる。 ●大転子が外側に突出することによる股関節の腸脛靱帯炎や、梨状筋がその硬さによって坐骨との間でインピンジメントを生じる可能性がある。 ●膝内側関節面に退行性変化のリスクが生じる。 ●足関節内反捻挫のリスクが高まる。 ●より高齢の患者では、代償として長い側の下肢を曲げることを好む。長い側が遊脚期のときは、長い足を前に進ませるために飛び上がるようになり、身体の上下移動によりエネルギー消費量を増加させることになる。 **左側骨盤下制側** ●大腿骨頭の上外側面の退行性変化のリスクが生じる。 ●左側腰椎椎間関節には関節の屈曲および離開が見られ、椎間板の左側は広がる。 ●膝関節外側面に退行性変化のリスクが生じる。 ●膝関節の腸脛靱帯炎や鵞足炎のリスクが高まる。 ●扁平足や外反母趾（→P.196-197）のリスクが高まる。 ●立脚期と蹴り出し時に膝関節過伸展を生じ、膝蓋骨軟化症のリスクが生じる。 ●より若い患者では、代償として短い側のつま先で歩くことを好むが、これにより、下腿三頭筋を発達させるための刺激が減り、結果的に拘縮を生じさせる可能性がある。	
よく見られる原因	●脚長差 ●背部または頸部の疼痛刺激による防御性筋収縮反射または筋スパズム ●習慣的姿勢または非対称性の姿勢	

キーワード **腸脛靱帯炎**… 膝の屈伸を繰り返す中で、腸脛靱帯（→P.110）の大腿骨外側顆とがこすれ合うことで滑膜や滑液胞に炎症が生じること。

前額面における不良立位姿勢の修正 ❷
骨盤の高さの違いを修正するエササイズ

下肢の非対称性

下肢の非対称性は、次の2つの代償が考えられます。
① 上行性代償……例えば足部、膝関節、股関節の構造的ないし機能的偏位から骨盤の高さの違いが生じる。
② 下行性代償……骨盤周囲の筋のインバランスが足部にまで影響を及ぼす。

立位と背臥位とで骨盤のアライメントが変化する場合は上行性代償の可能性が高く、骨盤のアライメントが変化しない場合は下行性代償が疑われます。
それぞれについてエササイズを解説します。

エクササイズ 1　下行性代償の場合
腰方形筋のストレッチング

下行性代償の場合には、外転筋のエササイズが有効になります。右骨盤挙上位の場合、右股関節外転筋が延長位で筋力低下をしており、右腰方形筋は硬いか、あるいは短縮しています。側臥位で右下肢を外転する際にも、腰方形筋による骨盤挙上で代償してしまいます。これを修正するために、まずは腰方形筋のストレッチングを行います。座位になり、右側の腰方形筋をストレッチします。右骨盤が挙上しないように、左の殿部の下で股関節から尾骨方向にタオルを堅く丸めて入れておきます。腰部を屈曲しながら左側屈・左回旋し、右の腰方形筋をストレッチします。30秒間を10秒ほど休みながら3セット行いましょう。

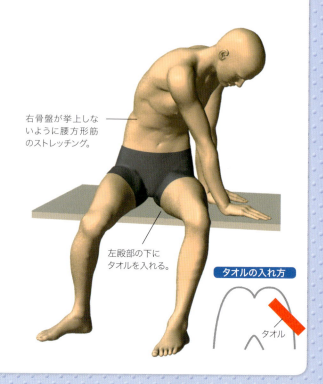

右骨盤が挙上しないように腰方形筋のストレッチング。

左殿部の下にタオルを入れる。

タオルの入れ方
タオル

PART 5　立位姿勢の評価と修正エクササイズ

エクササイズ 2　下行性代償の場合
股関節外転筋エクササイズ
腰方形筋を抑制した状態での右中殿筋の強化

次に、右の腰方形筋を抑制した状態での右中殿筋の強化です。まずは側臥位にて、腰部の下にタオルかクッションを入れます。上側の膝は伸展位のまま、股関節を中間位から伸展方向へと外転させます。

大腿筋膜張筋による股関節屈曲・内旋の代償を避けるために、股関節に外旋も加えてください。外転位で最低5秒間は止めてください。
10回から開始し、徐々に回数を増やしてください。5秒間保持の間に、息は止めないようにしてください。

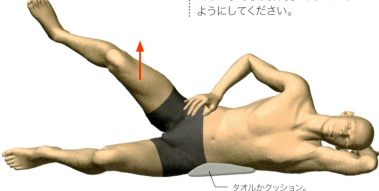

タオルかクッション。

次の段階では、左側の腰方形筋を収縮させることで、右側の腰方形筋に抑制をかけます。左側の腰方形筋は延長位で筋力低下をしているので、この筋の強化にもつながります。下側にある左側の骨盤をベッドに沿って引き上げるようにし、ウェストラインがベッドから浮き上がるように意識します。このとき胸郭も持ち上がってしまうのは間違いです。腰部のウェストラインのところだけを意識してください。すなわち腰部にスタビリティを与えた状態で、モビリティとして、上側の膝は伸展位のまま股関節を中間位から伸展方向へと外転させます。このとき、上側にある骨盤が挙上しないように骨盤の代償運動をモニターしていてください。大腿筋膜張筋による股関節屈曲・内旋の代償を避けるために、股関節に外旋も加えてください。
外転位で最低5秒間は止めてください。10回から開始し、徐々に回数を増やしてください。5秒間保持の間に、息は止めないようにしてください。

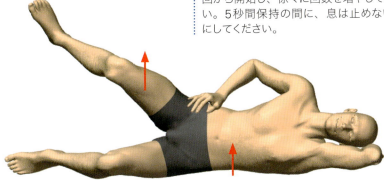

159

骨盤の高さの違いを修正するエクササイズ

エクササイズ 3 　上行性代償の場合
足部から骨盤への運動連鎖エクササイズ❶
右骨盤挙上位の場合

上行性代償の場合には、足部から膝、股関節、骨盤へと支持性を伝達していくエクササイズが有効になります。まず、右骨盤挙上位の場合のエクササイズです。

右骨盤挙上位の場合、右の足部は回外（踵骨内反）して足部外側縁に体重をかけ、膝は内反傾向となり、股関節は内転位です。このアライメントを修正するために、まずは立位にて、右片足立ちをとります（**1**）。そこから、右足部を回内するのに連鎖して右膝を内側に移動させ、さらに右股関節を外転させながら左骨盤を挙上させます（**2**）。この肢位で最低5秒間は止めてください。10回から開始し、徐々に回数を増やしてください。5秒間保持の間に、息は止めないようにしてください。

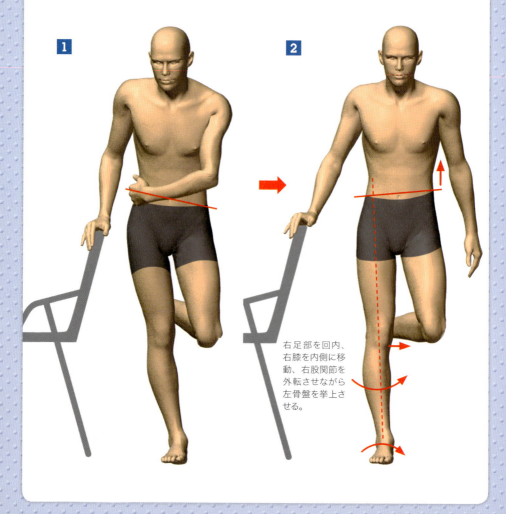

右足部を回内、右膝を内側に移動、右股関節を外転させながら左骨盤を挙上させる。

PART 5 立位姿勢の評価と修正エクササイズ

エクササイズ 4 　上行性代償の場合
足部から骨盤への運動連鎖エクササイズ❷
右骨盤挙上位の場合

次の段階では、股関節の外転に加えて外旋も強調します。まずは右片足立ちにて、体幹と骨盤を右に回旋させておきます（**1**）。そこから、右足部を回内するのに連鎖して、体幹と骨盤を同時に左回旋させながら左膝も左側に開いていきます。さらに右下肢後外側からの筋・筋膜らせん連結➡ P.150 を用いて右股関節を外転・外旋させながら左骨盤を挙上させます（**2**）。この肢位で最低5秒間は止めてください。10回から開始し、徐々に回数を増やしてください。5秒間保持の間に、息は止めないようにしてください。

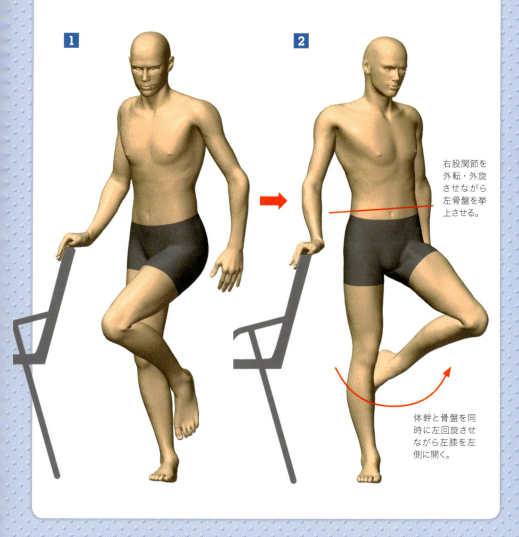

右股関節を外転・外旋させながら左骨盤を挙上させる。

体幹と骨盤を同時に左回旋させながら左膝を左側に開く。

骨盤の高さの違いを修正するエクササイズ

エクササイズ 5 　上行性代償の場合

足部から骨盤への運動連鎖エクササイズ ❶
左骨盤下制位の場合

次に、左骨盤下制位の場合のエクササイズです。

左骨盤下制位の場合、左の足部は回内（踵骨外反）して内側縦アーチを低くし、膝は外反傾向となり、股関節は外転位です。

このアライメントを修正するためにまずは立位にて、左片足立ちとなります（ 1 ）。そこから、左足部を回外するのに連鎖して左膝を外側に移動させ、さらに左股関節を内転させながら右骨盤を下制させます（ 2 ）。この肢位で最低5秒間は止めてください。10回から開始し、徐々に回数を増やしてください。5秒間保持の間に、息は止めないようにしてください。

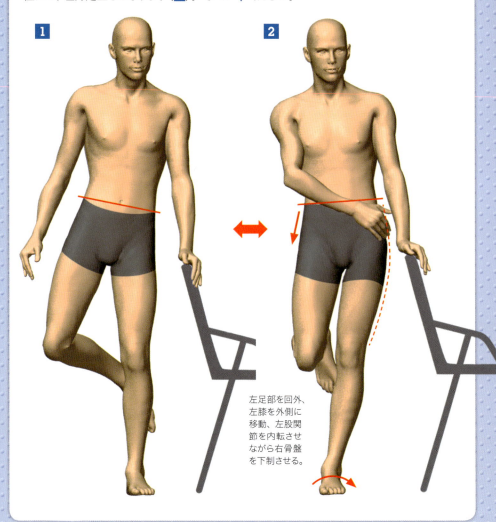

左足部を回外、左膝を外側に移動、左股関節を内転させながら右骨盤を下制させる。

PART 5　立位姿勢の評価と修正エクササイズ

エクササイズ **6**　上行性代償の場合
足部から骨盤への運動連鎖エクササイズ ❷
左骨盤下制位の場合

次の段階では、股関節の内転に加えて内旋も強調します。まずは左足立ちにて、体幹と骨盤を右に回旋させておきます（**1**）。そこから、左足部を回外するのに連鎖して、体幹と骨盤を同時に左回旋させながら右膝も左側に閉じていきます。さらに左下肢後外側からの筋・筋膜螺旋連結 ➡ P.150 を用いて左股関節を内転・内旋させながら右骨盤を下制させます（**2**）。この肢位で最低5秒間止めてください。10回から開始し、徐々に回数を増やしてください。5秒間保持の間に、息は止めないようにしてください。

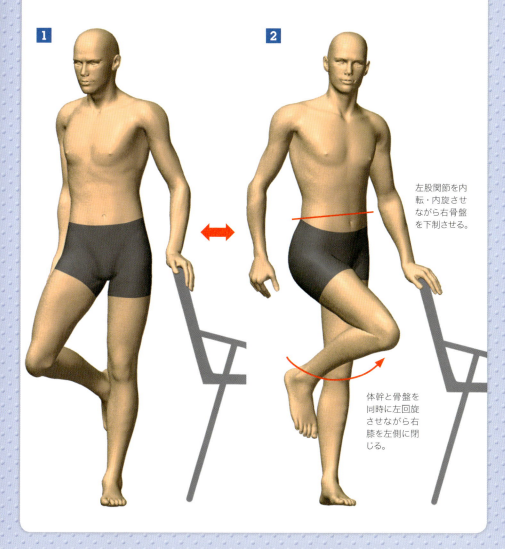

左股関節を内転・内旋させながら右骨盤を下制させる。

体幹と骨盤を同時に左回旋させながら右膝を左側に閉じる。

163

上肢帯と肩関節のアライメント不良 ❶
上肢帯と肩関節の正常なアライメントと動きに関係する筋群

上肢帯と肩関節の正常なアライメント

　ここでは、上肢と肩関節を中心としたアライメントについて見ていきます。まずは正常なアライメントとそれを支える筋群、そして次に代表的なアライメント不良について解説します。

　まず、正常なアライメントは、矢状面では、肩甲骨は前額面から前方に約35°傾斜し、上腕骨頭は骨頭が肩峰内に位置して上腕骨近位と遠位がともに同じ垂直面上に位置します→P.103。

　前額面では、肩甲骨は第2～7肋骨上に位置し、胸郭上で平坦に位置します。過度な前傾あるいは後傾を伴いません。肩甲棘から下角までの肩甲骨内側縁は棘突起と平行かつ、左右の肩甲骨内側縁も平行にあり、各内側縁と胸椎棘突起の距離は成人男性において約7cmで、女性では5～6cmになります。両肩峰は第1胸椎棘突起下縁を通る水平線のわずかに下を通ります。上腕骨上面の大結節部は肩峰よりわずかに外側に位置し、肩関節は内外旋中間位で、両上腕骨は胸郭に平行に位置しています（図1）。肘関節では、手掌を体側に向けると、肘頭が後方に向きます。

肩甲骨のアライメントに作用する筋群

　肩甲骨の動きには、挙上・下制、外転・内転、上方回旋・下方回旋、前傾・後傾があります（図2）。それぞれの運動方向の筋群が優位あるいは短縮しており、拮抗筋が延長位で筋力低下があると、優位な筋群の方向へとアライメント不良を生じます。

上肢帯と肩関節の正常なアライメント（前額面）（図1）

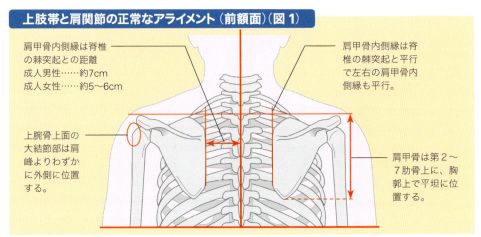

- 肩甲骨内側縁は脊椎の棘突起との距離
  成人男性……約7cm
  成人女性……約5～6cm
- 上腕骨上面の大結節部は肩峰よりわずかに外側に位置する。
- 肩甲骨内側縁は脊椎の棘突起と平行で左右の肩甲骨内側縁も平行。
- 肩甲骨は第2～7肋骨上に、胸郭上で平坦に位置する。

キーワード　**肩甲骨内側縁**……肩甲骨の上角から下角にかけての縁のこと。前面は前鋸筋の起始、後面は肩甲挙筋、小菱形筋、大菱形筋の起始にあたる。

PART 5　立位姿勢の評価と修正エクササイズ

肩甲骨の動きに関与する筋群（図2）

挙上・下制	挙上の主な動筋	下制の主な動筋
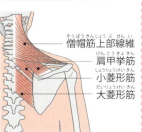	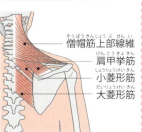僧帽筋上部線維／肩甲挙筋／小菱形筋／大菱形筋	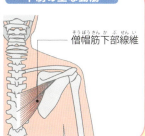僧帽筋下部線維

外転・内転	外転の主な動筋	内転の主な動筋
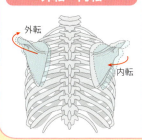	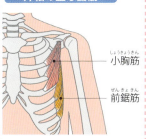小胸筋／前鋸筋	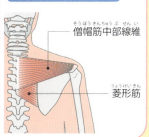僧帽筋中部線維／菱形筋

上方回旋・下方回旋	上方回旋の主な動筋	下方回旋の主な動筋
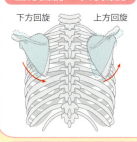	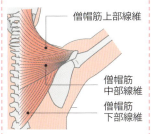僧帽筋上部線維／僧帽筋中部線維／僧帽筋下部線維	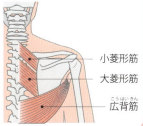小菱形筋／大菱形筋／広背筋

前傾・後傾	前傾の主な動筋	後傾の主な動筋
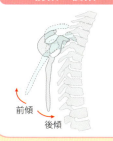	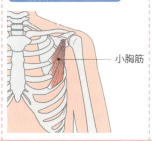小胸筋	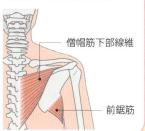僧帽筋下部線維／前鋸筋

キーワード　**大結節部**…上腕骨頭にある隆起のこと。

上肢帯と肩関節の正常なアライメントと動きに関係する筋群

複合運動と関係する筋群①
上方回旋＋肩関節の外転

さて、肩甲骨の動きと肩関節の動きが連動することによって、腕の動きが可能になります。また、肩甲骨を動かす筋と肩関節を動かす筋は異なります。腕を動かす際、どの筋が参加するのかを肩関節の外転と内転を例に見てみましょう。

上方回旋に肩関節の外転も加わると、三角筋肩峰部・棘上筋・棘下筋・小円筋・肩甲下筋も参加します（図3）。

僧帽筋上部線維の挙上・上方回旋（下図3 ❶）と、僧帽筋下部線維の下制・上方回旋（❷）の働きが同時に生じ、挙上と下制が相殺されて純粋な上方回旋が生じます。さらに、僧帽筋中部線維の内転・上方回旋（❸）と、前鋸筋の外転・上方回旋（❹）の働きが同時に生じ、内転と外転が相殺されて純粋な上方回旋が生じます。

肩関節の外転も加わると三角筋肩峰部が上腕骨を外転させます（❺）。その際に、まずは棘上筋が三角筋に先行して活動し（❻）、次に三角筋が活動します。さらに骨頭の上方変位を防ぐために、前面の肩甲下筋と後面の棘下筋・小円筋が上腕骨頭を下方に引き、関節窩に安定させるように働きます（❼）。

複合運動と関係する筋群②
下方回旋＋肩関節の内転

下方回旋に肩関節の内転も加わると、三角筋肩甲棘部・棘下筋・小円筋・大円筋も参加します。

肩甲骨に関しては、菱形筋の挙上・下方回旋（次ページ図4 ❶）と、広背筋の下制・下方回旋（❷）の働きが同時に生じ、挙上と下制が相殺されて純粋な下方回旋が生じます。

肩関節の内転も加わると、三角筋肩甲棘部（❸）、棘下筋・小円筋（❹）、大円筋（❺）が働きます。肩関節の挙上（屈曲・外転）には肩甲骨の上方回旋が不可欠です。下方回旋に作用する筋群に優位あるいは短縮があると、上方回旋を制限することになります。

肩関節の上方回旋＋肩関節の外転（図3）

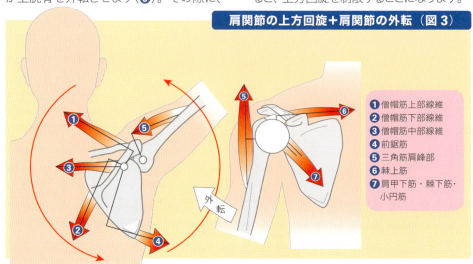

❶ 僧帽筋上部線維
❷ 僧帽筋下部線維
❸ 僧帽筋中部線維
❹ 前鋸筋
❺ 三角筋肩峰部
❻ 棘上筋
❼ 肩甲下筋・棘下筋・小円筋

キーワード　上方変位… 上方へのズレのこと。

PART 5　立位姿勢の評価と修正エクササイズ

NOTE

肩関節を外転させる筋

三角筋は肩関節すべての動きに関わっている筋で、起始の位置によって鎖骨部、肩甲棘部、肩峰部に分かれている。このうち、肩関節の外転に関わるのが肩峰部である（上図）。また、棘上筋、棘下筋、小円筋、肩甲下筋の4つの筋は、上腕骨頭を包み込んで回旋筋腱板（ローテーターカフ）を形成している（下図）。これは上腕骨頭と肩甲骨にある関節窩を安定化させる重要な役割がある。

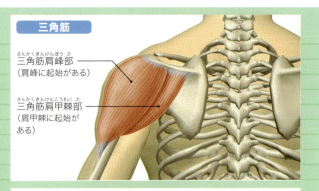

三角筋
- 三角筋肩峰部（肩峰に起始がある）
- 三角筋肩甲棘部（肩甲棘に起始がある）

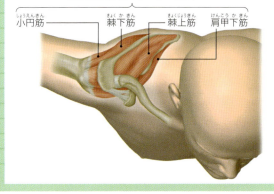

回旋筋腱板（ローテーターカフ）
小円筋／棘下筋／棘上筋／肩甲下筋

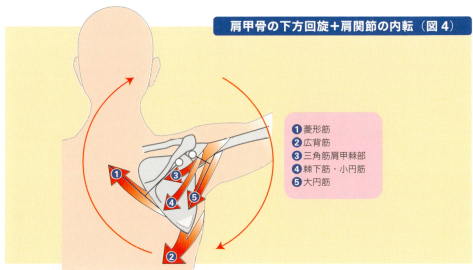

肩甲骨の下方回旋＋肩関節の内転（図4）

① 菱形筋
② 広背筋
③ 三角筋肩甲棘部
④ 棘下筋・小円筋
⑤ 大円筋

キーワード　起始… 筋の近位（→P.103）の付着部位のこと。遠位の付着部位のことを停止という。

167

上肢帯と肩関節のアライメント不良❷
肩甲骨のアライメント異常

修正エクササイズ P.170〜 P.173〜 P.176〜

筋のインバランスと肩甲骨の位置

肩甲骨周囲の筋にインバランスが存在すると、通常の姿勢でも肩甲骨の位置に異常が生じます。いくつかの例を見てみましょう。

このように姿勢の観察により、そのアライメントが正常なのか不良なのかをしっかり評価することが大切で、そのアライメントから筋のインバランスと関節の異常な動きを推測できる能力が必要になるのです。

例1

両肩峰が第1胸椎棘突起下縁を通る水平線よりも上方にあります。肩峰を含む肩甲骨は挙上し、頸部は短縮して見えます。僧帽筋上部線維と肩甲挙筋が短縮位にあり、僧帽筋下部線維が延長位にあることを示しています。

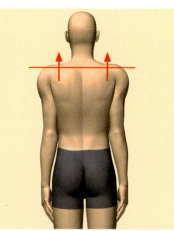

例2

両肩峰が第1胸椎棘突起下縁を通る水平線よりも下方にあり、肩甲骨は下方回旋しています。下方回旋は、活動優位な肩甲挙筋と菱形筋が原因で、僧帽筋上部線維は延長位にあることを示しています。また、右肩は、上腕骨上面の大結節部が肩峰の下に入り込んでいるように見え、肘と体側との距離も左より広がっています。これは、三角筋と棘上筋の短縮を示唆しています。

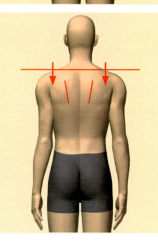

キーワード **肩峰**…肩甲棘の突端にある大突起のこと。内側面で鎖骨と連結する。

PART 5　立位姿勢の評価と修正エクササイズ

例3

右肩が下制し、右肩甲骨は翼状肩甲になっています。僧帽筋上部線維に加えて、前鋸筋の長さも延長位にあることを示しています。また、肩甲挙筋と菱形筋は活動が優位になっています。

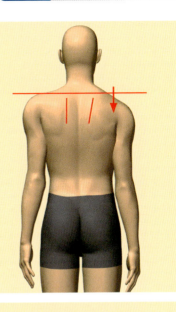

例4

肘頭が外側を向いているため、上腕骨が内旋位に見えます（左図）。しかし、両肩甲骨が外転位になっていますので、その肩甲骨の位置を修正すると、上腕骨の内旋が修正されます（右図）。すなわち、上腕骨の内旋は、肩甲骨外転位による見せかけの内旋だったということがわかります。

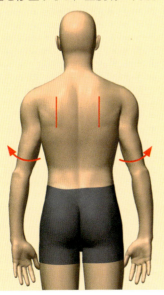 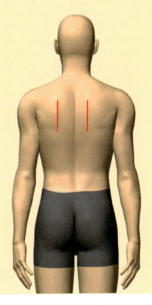

キーワード　翼状肩甲… 前鋸筋の筋力低下によって肩甲骨内縁が胸壁から浮き上がって肩甲骨が隆起した状態のこと。隆起した肩甲骨が鳥の羽のように見えることからこう名づけられた。（→P.176）

上肢帯と肩関節のアライメント不良 ❸
すくめ肩（いかり肩）の修正エクササイズ

エクササイズのポイント

ここからは上肢帯と肩関節のアライメント不良を修正するエクササイズを紹介しましょう。まずは、両肩甲骨挙上位、俗にいう「すくめ肩」や「いかり肩」の修正エクササイズです。

両肩甲骨挙上位は、僧帽筋上部線維と肩甲挙筋が短縮位にあり、僧帽筋下部線維が延長位にあることを示しています。すなわち、このアライメントを修正するには、僧帽筋上部線維と肩甲挙筋のストレッチング、および僧帽筋下部線維のエクササイズが必要になります。

また、最初は僧帽筋上部線維のストレッチングから始めます。これらの筋群の伸張性がないと、僧帽筋下部線維の筋力強化の効果が半減するからです。

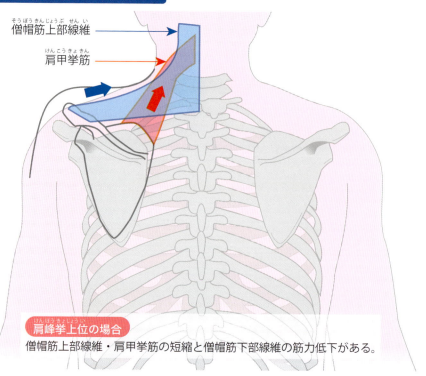

肩峰挙上位の筋のインバランス

肩峰挙上位の場合
僧帽筋上部線維・肩甲挙筋の短縮と僧帽筋下部線維の筋力低下がある。

PART 5 立位姿勢の評価と修正エクササイズ

エクササイズ 1 僧帽筋上部線維の静的ストレッチング

右手は椅子のやや後方をつかんでおきます。頸椎を左側屈・右回旋することで右の僧帽筋上部線維が伸張されます。左耳が肩よりも前に出るように回しましょう。左手を頭の上に乗せることで、さらにストレッチング効果が増しますが、強く押さえてはダメです。軽く重さが加わる程度にしてください。体幹が左に倒れないように、右手はしっかりと椅子をつかんでおいてください。

30〜60秒間ストレッチングを行い、15秒ほど休み、これを3回ほど繰り返します。これらの筋群の伸張性がないと、僧帽筋下部線維の筋力強化の効果が半減してしまいます。

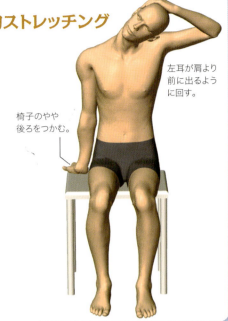

左耳が肩より前に出るように回す。

椅子のやや後ろをつかむ。

エクササイズ 2 肩甲挙筋の静的ストレッチング

右手は椅子のやや後方をつかんでおきます。頸椎を左側屈・左回旋することで右の肩甲挙筋が伸張されます。鼻を肩に近づけるように回しましょう。左手を頭の上に乗せることで、さらにストレッチング効果が増しますが、強く押さえてはダメです。軽く重さが加わる程度にしてください。体幹が左に倒れないように、右手はしっかりと椅子をつかんでおいてください。

30〜60秒間ストレッチングを行い、15秒ほど休み、これを3回ほど繰り返します。これらの筋群の伸張性がないと、やはり僧帽筋下部線維の筋力強化の効果が半減してしまいます。

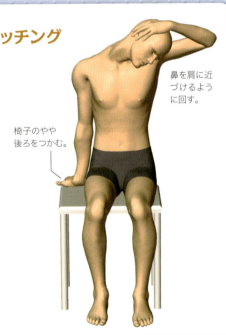

鼻を肩に近づけるように回す。

椅子のやや後ろをつかむ。

すくめ肩（いかり肩）の修正エクササイズ

エクササイズ 3　座位（または立位）での僧帽筋下部線維のエクササイズ

いかり肩では、僧帽筋上部線維は短縮し、僧帽筋下部線維は延長されています。そこで、肩甲骨を上方回旋位にして肩甲挙筋を伸張位にして働きを抑制した状態にして（**1**）、両肩甲骨を下制することで僧帽筋下部線維の強化エクササイズを実施します（**2**）。
下制位にて最低5秒間は止めてください。

10回から開始し、徐々に回数を増やしてください。5秒間保持の間に、息は止めないように注意しましょう。
このエクササイズによって、僧帽筋下部線維を使って肩甲骨を下制・内転・後傾させ、大胸筋・小胸筋・広背筋をストレッチングすることも目的としています。

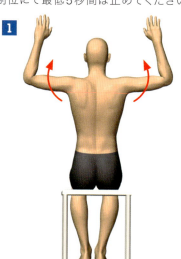
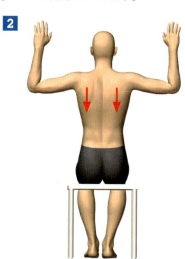

エクササイズ 4　立位での僧帽筋下部線維のエクササイズ

肩関節屈曲の最終域では、僧帽筋下部線維の作用により、肩甲骨はわずかに下制・内転・後傾します。しかし、大胸筋・小胸筋・広背筋が短縮していると、この肩甲骨の動きが制限されます。そこで、上肢を屈曲160°で外旋位として手の甲のみを壁につけ、その位置から手の甲を壁から離します。その際には、肩甲骨と上肢がいっしょに動くように意識します。そのとき腹部に力を入れてください。
僧帽筋下部線維を使って肩甲骨を下制・内転・後傾させ、大胸筋・小胸筋・広背筋のストレッチングも同時に行うことになります。

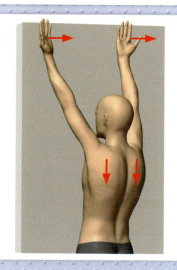

上肢帯と肩関節のアライメント不良 ❹

なで肩の修正エクササイズ

エクササイズのポイント

両肩峰下制位、いわゆる「なで肩」のアライメント不良の場合、肩甲挙筋のストレッチングと、僧帽筋上部線維のエクササイズが必要になります。間違っても、僧帽筋上部線維のストレッチングは行ってはいけません。

なで肩では、僧帽筋上部線維は延長されて肩甲骨は下方回旋していますが、肩甲挙筋は優位なままで肩甲骨上角は挙上位になっています。この場合、肩甲挙筋のストレッチングは実施しますが、僧帽筋上部線維をストレッチングしては逆効果になります。

肩峰下制位の筋インバランス

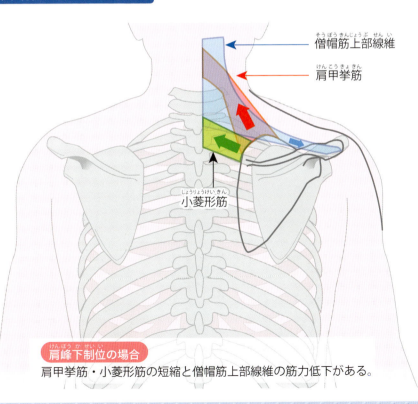

肩峰下制位の場合
肩甲挙筋・小菱形筋の短縮と僧帽筋上部線維の筋力低下がある。

なで肩の修正エクササイズ

エクササイズ 1　肩甲挙筋(けんこうきょきん)のセルフ・ストレッチング

ここでは、前述した肩甲挙筋の静的ストレッチング以外の方法を紹介します。

四つ這いの姿勢で、下腹部をゆっくりと引っ込めて、おへそをゆっくりと背中の方向に引き寄せます。腰椎の過剰な屈曲は多裂筋の収縮によって防いでください。肩甲骨は、前鋸筋を収縮させて外転・上方回旋位とします（**1**）。

次に、**1**の姿勢を維持したままで、顎を引いてから頸部を屈曲させます（**2**）。

そこから、回旋軸を一定にしたまま左回旋することで、右肩甲挙筋をストレッチングします（**3**）。

さらに、反対側に回旋することで左肩甲挙筋をストレッチングします（**4**）。

3と**4**で、その肢位にて10〜20秒間は止めてください。

左右をそれぞれ行った後で、15秒ほどリラックスし、さらに同じ過程を2回繰り返してください。保持の間は、息は止めないようにしてください。

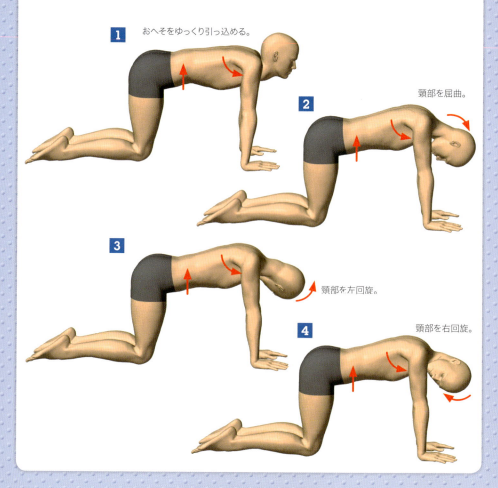

1 おへそをゆっくり引っ込める。

2 頸部を屈曲。

3 頸部を左回旋。

4 頸部を右回旋。

エクササイズ 2　座位（または立位）での僧帽筋上部線維のエクササイズ

僧帽筋上部線維は筋力強化が必要です。肩甲骨を上方回旋位にして肩甲挙筋を伸張位にして働きを抑制した状態にして（1）、両肩甲骨と両上肢をいっしょに挙上することで、僧帽筋上部線維の強化エクササイズを実施します（2）。

挙上位にて最低5秒間は止めてください。10回から開始し、徐々に回数を増やしてください。5秒間保持の間に、息は止めないようにしてください。

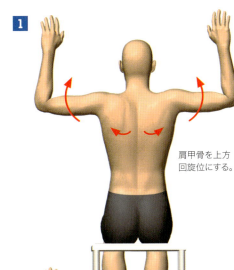

肩甲骨を上方回旋位にする。

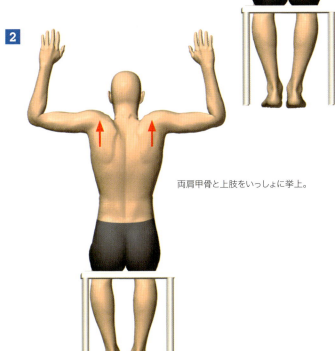

両肩甲骨と上肢をいっしょに挙上。

上肢帯と肩関節のアライメント不良 ❺
翼状肩甲の修正エクササイズ

翼状肩甲とは？

　上肢と肩甲骨のアライメント不良の最後に、翼状肩甲について解説します。菱形筋（→P.165）が優位な場合は、自然下垂位（1st position）での肩関節外旋で菱形筋の外形が明確になります。かつ、外旋の代償として肩甲骨の内転と下方回旋が生じます（図1）。このとき肩甲骨の下部が浮き上がって翼のように見えるため、**翼状肩甲**と呼ばれます。

　この代償を防ぐために、他動的に肩甲骨の内転を抑制すると、外旋可動域と筋力は低下します。菱形筋の活動が優位な場

菱形筋の活動が優位な場合の外旋運動（図1）

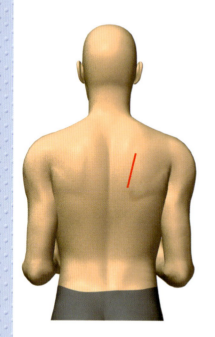
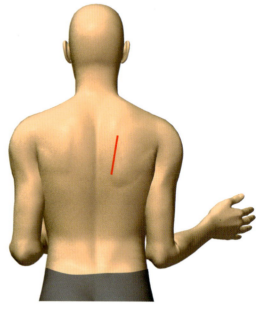

菱形筋が優位な場合、自然下垂位での肩関節外旋で菱形筋の外形が明確になる。

PART 5　立位姿勢の評価と修正エクササイズ

合は、前鋸筋の筋力低下も示唆されます。

菱形筋が優位な場合の評価

この確認として、患者には肩甲骨面上30°外転位でその肢位を保ってもらいます（図2 **1**）。

図のように上腕の遠位に抵抗をかけても肩甲骨の位置が変化しなければ正常です。しかし、前鋸筋による十分な上方回旋力の固定力が弱い場合、肩甲骨は不安定となり三角筋の牽引力に対抗できなくなります。そしてその結果、三角筋筋力により肩甲骨は下方回旋してしまいます（**2**）。

菱形筋が優位で、前鋸筋に筋力低下があると肩甲骨の上方回旋が不足することになり、肩関節の挙上が不十分になります。また、菱形筋が棘下筋・小円筋（→P.167）の外旋作用を代償することになり、棘下筋・小円筋の筋力が低下します。この筋力低下は、肩関節挙上時に上腕骨頭を下方に引き、関節窩に安定させる機能の低下につながり、上腕骨頭が上方変位する異常を生じさせることにもなります。

前鋸筋の機能的筋力検査（図2）

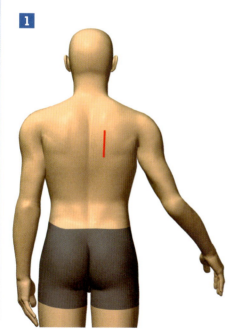

肩甲骨面上30°外転位にしてその肢位を保つ。

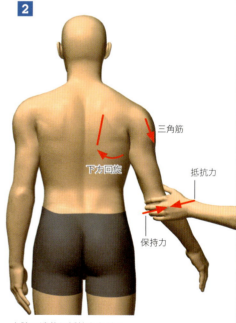

上腕の遠位に抵抗をかける。

肩甲骨の位置が変化しない → 正常
肩甲骨の位置が下方回旋する → 前鋸筋の筋力低下が疑われる

177

翼状肩甲の修正エクササイズ

エクササイズ 1　前鋸筋強化 ❶

前鋸筋に筋力低下がある場合、筋力を強化することが重要になります。まず、両前腕支持の姿勢から肩甲骨を前方に突き出し（前方突出）、胸椎を天井方向に動かします。

これができるようになれば、四つ這いからの両肩甲骨前方突出へと進めます。

次に、一側上肢保持による肩甲骨前方突出ができるようにと、徐々に抵抗を与えながら筋力を強化します。

＊セラピストの左手は前方突出の誘導に使います。

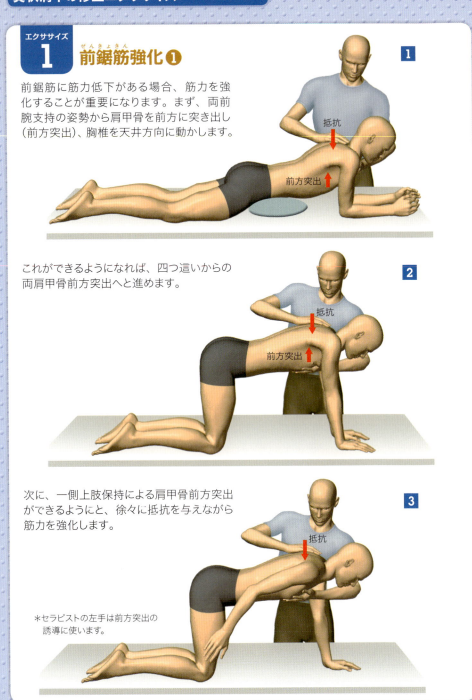

PART 5 立位姿勢の評価と修正エクササイズ

エクササイズ 2 前鋸筋強化 ❷

前ページのエクササイズに耐えられるようになれば、一側、例えば右上肢の前鋸筋保持の状態で、外乱として左上肢の雑巾がけを前後・左右へと行い、その間にも右上肢の前鋸筋保持ができるようにと強化していきます。

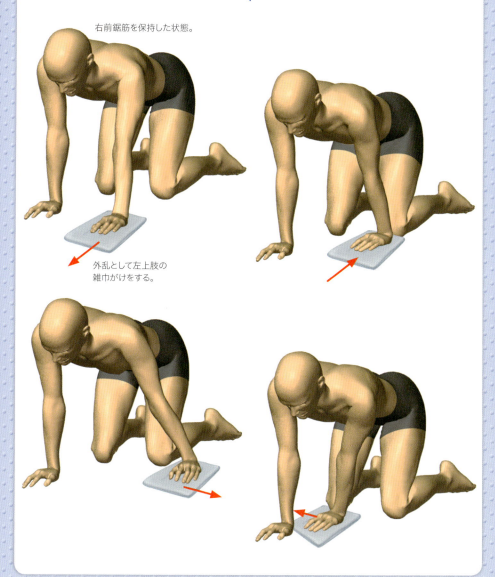

右前鋸筋を保持した状態。

外乱として左上肢の雑巾がけをする。

膝関節と足関節のアライメント不良と修正エクササイズ ❶
膝関節の過伸展位

後弯平坦型でよく見られるアライメント不良

ここからは膝関節と足関節のアライメント不良とそれを修正するエクササイズを解説します。まずは、膝関節が過伸展位の場合です。

膝関節が過伸展しており、ときに脛骨が大腿よりも後方にある場合があります。後弯平坦型でよく見られるアライメント不良です。骨盤は、やや後傾位になります。ハムストリングスが優位で、骨盤を後傾させ膝を過伸展させるように働きます。本来なら骨盤後傾と膝伸展に働くはずの大殿筋と大腿四頭筋（特に大腿直筋）は機能が低下し、筋長の延長はありませんが、筋力は低下します。平背型の場合は下腿三頭筋のストレッチングが必要になることもあります（➡ P.183）。

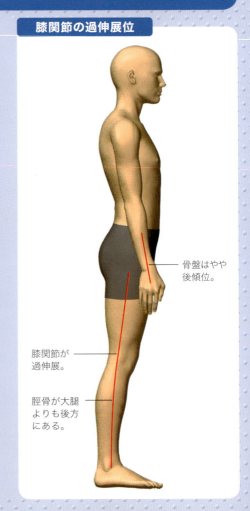

膝関節の過伸展位

- 骨盤はやや後傾位。
- 膝関節が過伸展。
- 脛骨が大腿よりも後方にある。

エクササイズ 1　骨盤後傾の修正エクササイズ

後弯平坦型の骨盤後傾の修正エクササイズ（➡ P.122）に準じて実施します。

PART 5 立位姿勢の評価と修正エクササイズ

ハムストリングスと大腿四頭筋

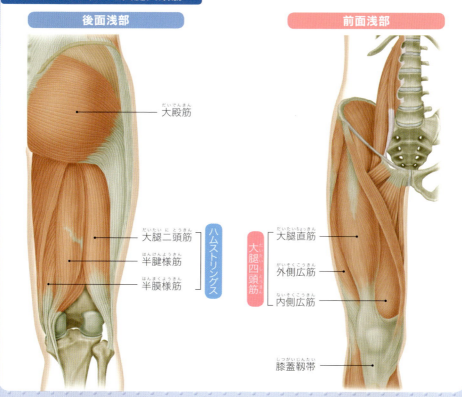

膝関節（右）の構造

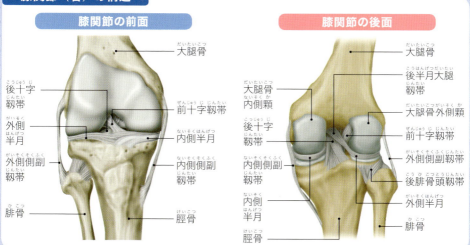

膝関節と足関節のアライメント不良と修正エクササイズ ❷
脛骨の後方弯曲（骨性）

脛骨自体が後方に弯曲している場合

　膝が過伸展しているように見えますが、脛骨自体が後方に弯曲している例もあります。これは骨性によるものです。

　骨盤傾斜は中間位で理想的にあります。足関節はやや底屈位になりますので、ときに腓腹筋あるいはヒラメ筋にも短縮が生じることがあります。この場合、腓腹筋とヒラメ筋のストレッチングが有効です。

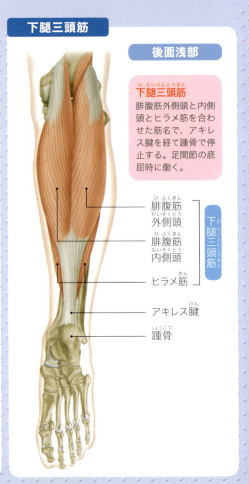

脛骨の後方弯曲
- 骨盤は中間位。
- 脛骨が後方に弯曲している。

下腿三頭筋 — 後面浅部

下腿三頭筋
腓腹筋外側頭と内側頭とヒラメ筋を合わせた筋名で、アキレス腱を経て踵骨で停止する。足関節の底屈時に働く。

- 腓腹筋外側頭
- 腓腹筋内側頭
- ヒラメ筋
- アキレス腱
- 踵骨

PART 5　立位姿勢の評価と修正エクササイズ

エクササイズ1　腓腹筋の静的ストレッチング

テーブルの前に立ち、テーブルに両手をつきます。一側下肢を前方に出し、他方の下肢を後方に引きます。踵が十分浮くまで引きましょう（1）。その位置より後方の踵に徐々に体重をかけて、足底が床につくように腓腹筋のストレッチングを行います（2）。左右それぞれ30〜60秒間のストレッチングを15秒間の休みを入れながら3回行えるようにしましょう。

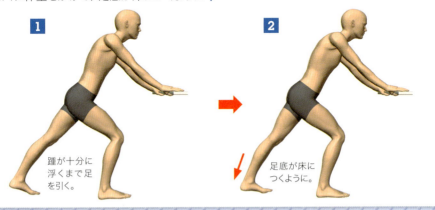

1　踵が十分に浮くまで足を引く。

2　足底が床につくように。

エクササイズ2　ヒラメ筋の静的ストレッチング

テーブルの前に立ち、テーブルに両手をつきます。一側下肢を前方に出し、他方の下肢を後方に引き、足底を床につけます（1）。その位置より徐々に左膝を曲げていくことにより、腓腹筋よりも下に位置するヒラメ筋のストレッチングを行います（2）。左右それぞれ30〜60秒間のストレッチングを15秒間の休みを入れながら3回行えるようにしましょう。

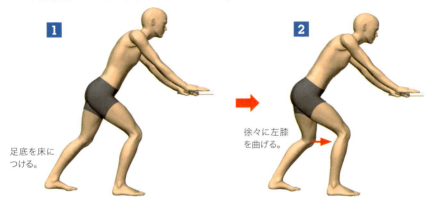

1　足底を床につける。

2　徐々に左膝を曲げる。

183

膝関節と足関節のアライメント不良と修正エクササイズ ❸

膝関節の屈曲位

後弯前弯型や高齢者によく見られる

　後弯前弯型で骨盤が前傾して股関節屈曲位の人、あるいは高齢者によく見られる膝関節屈曲位のアライメント不良です。股関節屈筋群とハムストリングスに短縮があり、大腿四頭筋とヒラメ筋は延長位になる傾向があります。

膝関節の屈曲位

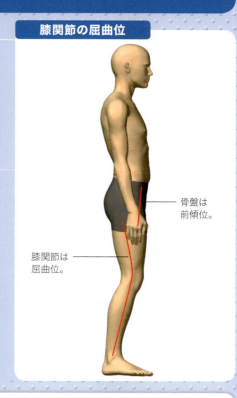

骨盤は前傾位。
膝関節は屈曲位。

エクササイズ 1　股関節屈筋（二関節筋）のセルフ・ストレッチング

ベッドの端に背臥位になり、両股関節を屈曲して抱えます（**1**）。そして固定側の下肢のみ抱えて骨盤を後傾位にしたままで、腹筋群を収縮させます（**2**）。

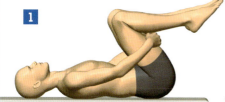
1

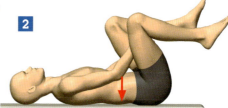
2

184

次に、腰椎前弯が生じないように腹筋群の収縮を維持したままで(スタビリティ)、一側股関節を伸展していきます(モビリティ)(3)。さらに、腹筋群収縮を維持したままで、腰椎前弯を防ぎながら一側股関節をさらに伸展して、膝も屈曲することで二関節筋のストレッチングを行います(4)。その後、開始肢位に戻して対側も行います。

左右それぞれ最終肢位で、20〜30秒間のストレッチングを15秒間の休みを入れながら3回行えるようにしましょう。

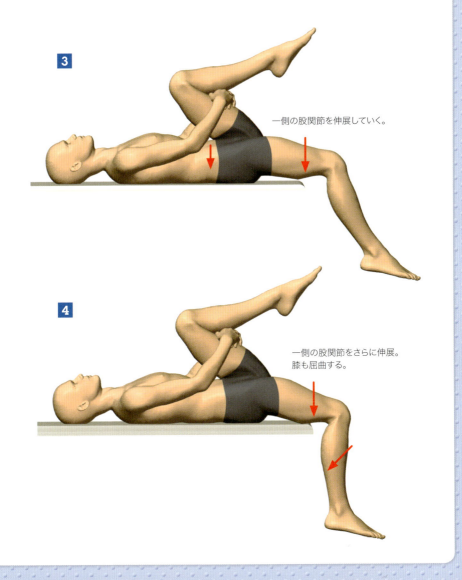

3　一側の股関節を伸展していく。

4　一側の股関節をさらに伸展。膝も屈曲する。

膝関節と足関節のアライメント不良と修正エクササイズ❹

膝関節の構造的内反

◯脚とは？ X脚とは？

両足をそろえた姿勢で、両膝間の距離である大腿内側顆間距離が2横指以上離れていて、両膝が内反膝の場合は**O脚**と呼ばれます（下図左）。

逆に、膝蓋骨を正面にむけた立位で両大腿骨顆をつけた状態で、両内果間距離が2横指以上離れていて、両膝が外反膝の場合は**X脚**と呼ばれます（下図右）。1横指から3cm以内だと亜外反膝になります。

ほとんどの子どもは、2歳までは軽いO脚ですが、成長とともに自然に改善され、3歳ではむしろX脚傾向になります。3歳をすぎてもO脚傾向が強いときは要注意です。

内反膝（O脚）と外反膝（X脚）（図1）

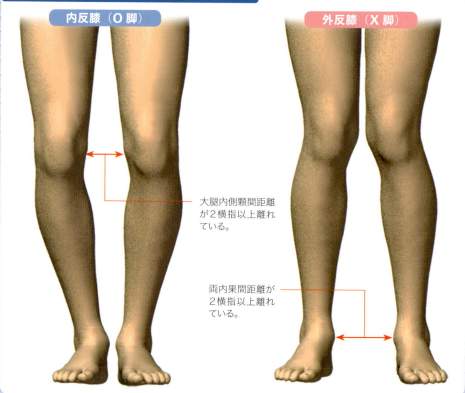

内反膝（O脚）：大腿内側顆間距離が2横指以上離れている。

外反膝（X脚）：両内果間距離が2横指以上離れている。

PART 5 立位姿勢の評価と修正エクササイズ

片脚のみの内反膝とは？変形性膝関節症とは？

患者によっては、両脚というより片脚のみが内反膝の場合もあります（図2）。図の例では右膝が内反膝です。右片足立ちで、内反傾向が増大するようであれば**変形性膝関節症**が疑われます（図3）。

右膝の構造的内反（図2）

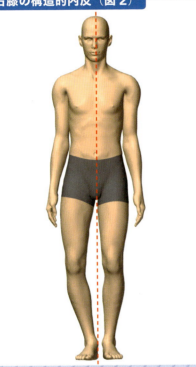

右片脚立位での内反傾向増大（図3）

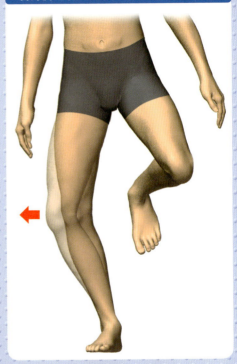

構造的内反による痛み

膝関節のアライメントは脛骨からの軸が大腿骨の外側に変位します（図4）。右膝関節には内側の圧縮ストレスがかかり関節軟骨がすり減ったりします。外側には離開ストレスがかかることで靭帯が引っ張られ痛みも出ます。また、そのアライメントで無理に膝を曲げたり伸ばしたりするため、それらに作用する筋群に過剰な負荷が加わり、痛みが出ます。

正常膝と内反膝（図4）

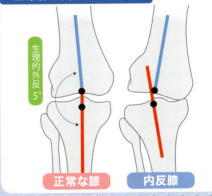

生理的外反5°　正常な膝　内反膝

187

膝関節の構造的内反

エクササイズ 1 　膝関節の構造的内反の修正　運動併用モビライゼーション

内側の圧縮ストレスによる痛みを軽減し、正しい運動軸で屈伸ができるようにするエクササイズです。患側の反対側に立ち、脛骨近位から治療者の殿部にベルトを回します。患者の膝の腹側に手をおき、大腿を固定します。ベルトを治療者方向に引くことで脛骨を内側に滑らせ、同時に足首を操作して下腿が垂直になるように操作します。脛骨を内側に滑らせたまま、患者には自動で膝の屈伸を行ってもらいます。治療者はその動きを介助します。屈曲の最終域では、脛骨を内側に滑らせる力を少し強めてください。10回を1セットとして3セット行います。

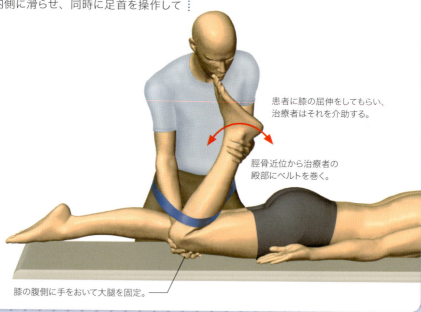

患者に膝の屈伸をしてもらい、治療者はそれを介助する。

脛骨近位から治療者の殿部にベルトを巻く。

膝の腹側に手をおいて大腿を固定。

エクササイズ 2 　膝関節の構造的内反の修正　自己矯正モビライゼーション

両膝を近づけたままで床に両膝をつきます。手を膝下の下腿外側におきます。お尻を床に降ろしていくに従って、両手で下腿を内側方向に5秒間押してください。
10回を1セットとして3セット行います。

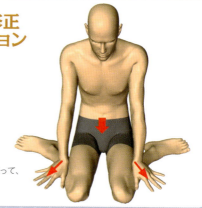

お尻を床に降ろしていくに従って、両手で下腿を内側に押す。

膝関節と足関節のアライメント不良と修正エクササイズ ❺
脛骨の外方弯曲（骨性）

▍脛骨の外方弯曲で内反膝に見える場合

膝関節自体が内反しているのではなく、脛骨自体が外方弯曲することで内反膝に見えることがあります。さらには、膝関節自体の内反に加えて、脛骨自体も外方弯曲している例もあります。

図1では、右膝に内反があり、左膝は正常ですが脛骨が外方弯曲しています。右片足立ちでは、内反膝が増加します（図2）。この内反方向の動きが過剰になると、脛骨内側に過度なストレスをかけ痛みと関節変形を悪化させることになります。左片足立ちでは、内反膝は増加せずに安定しています（図3）。

右内反膝と左脛骨外方弯曲

両足立ち（図1）

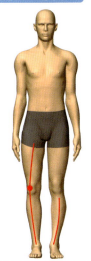

右片足立ち（図2）

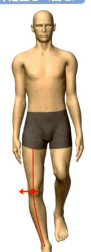

左片足立ち（図3）

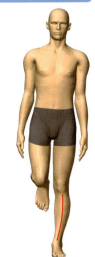

エクササイズ 1　脛骨の外方弯曲の修正

- 右膝に関する修正エクササイズは「膝関節の構造的内反」（→ P.188）に準じます。
- 左膝に関しては、荷重のかけ方を矯正したり、足底板（インソール）などで対処していく方法があります。

膝関節と足関節のアライメント不良と修正エクササイズ ⑥
運動連鎖に伴った膝関節の機能的内反

下行性運動連鎖、上行性運動連鎖によって生じる

運動連鎖に伴った膝関節の機能的内反は、骨盤の後傾または後方回旋からの下行性運動連鎖（骨盤から下方向に伝わる運動連鎖）、あるいは足部の回外（踵骨内反）からの上行性運動連鎖（足から上方向に伝わる運動連鎖）によって生じます。

足部の回外（踵骨内反）による凹足がある場合、脛骨の軸に沿って近位に過度の外旋を引き起こし、内反膝と外側の脛骨大腿関節の離開を生じることになります（右図）。膝関節の外側側副靭帯や腸脛靭帯などの膝の外側にある構造物は、下肢長軸に沿って引き離されるような緊張を生じます。関節の外側の離開が進み腸脛靭帯の緊張が強くなると、大転子と大腿骨外側上顆において摩擦と炎症を引き起こし、腸脛靭帯摩擦症候群の原因にもなります。

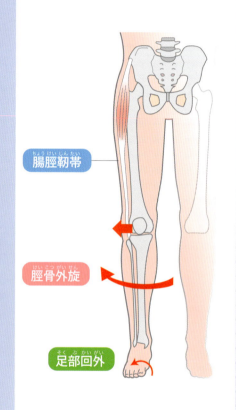

上行性運動連鎖に伴った膝関節の機能的内反

- 腸脛靭帯
- 脛骨外旋
- 足部回外

エクササイズ 1　運動連鎖に伴った膝関節の機能的内反の修正

骨盤挙上側の「足部から骨盤への運動連鎖エクササイズ」（→ P.160 ）に準じます。

膝関節と足関節のアライメント不良と修正エクササイズ ⑦
代償に伴った膝関節の機能的内反

■ 姿勢性内反膝が生じる原因

　股関節外旋筋群が延長して筋力低下がある場合、股関節は内旋位になります。股関節内旋位で膝の力を抜くと外反膝になりますが、膝関節を過伸展すると内反膝になります（右図）。このような姿勢性内反膝は、大腿骨内旋、足回内、膝過伸展が組み合わさって生じます。大腿骨が内旋した場合、屈曲と伸展の運動軸は前額面に対して斜めになってしまうため、この運動軸によって過伸展は後側方に生じ、両膝の距離が離れ、下腿が弓なりになってしまうのです。

　この場合、股関節周囲の筋バランスを整えて、股関節伸展・外転・外旋筋群を強化するエクササイズが重要となります。

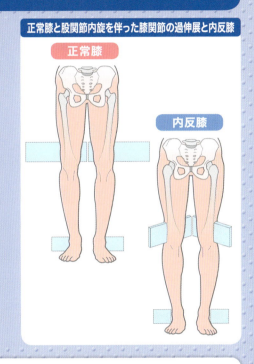

正常膝と股関節内旋を伴った膝関節の過伸展と内反膝

正常膝　／　内反膝

エクササイズ 1　股関節伸展・外転・外旋筋群のエクササイズ

腹筋群が弱い場合は、腹部の下に枕を入れますが、腹筋群を十分収縮できる場合は、スタビリティのために腹筋群を収縮させておきます。床から腹部が少し浮く程度に腹筋群を収縮させたまま、一側の股関節を伸展・外転・外旋させます。
この肢位で最低5秒間は止めてください。10回から開始し、徐々に回数を増やしてください。5秒間保持の間に、息は止めないようにしてください。

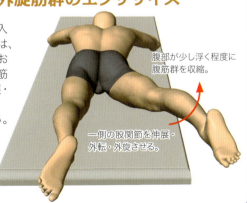

腹部が少し浮く程度に腹筋群を収縮。
一側の股関節を伸展・外転・外旋させる。

膝関節と足関節のアライメント不良と修正エクササイズ 8
膝関節の構造的外反

片脚のみが外反膝の場合 変形性膝関節症の場合

患者によっては、両脚外反膝によるX脚というより、片脚のみが外反膝の場合もあります。図の例は両側の外反膝です（図1）。それぞれの片足立ちで、外反傾向が増大するようであれば**変形性膝関節症**が疑われます（図2）。

膝関節のアライメントは脛骨からの軸が大腿骨の内側に変位します（図3）。膝関節には外側の圧縮ストレスがかかり、内側には離開ストレスがかかることで痛みも出ます。また、そのアライメントで無理に膝を曲げたり伸ばしたりするため、それらに作用する筋群に過剰な負荷が加わり、痛みが出ます。

両側の外反膝（図1）

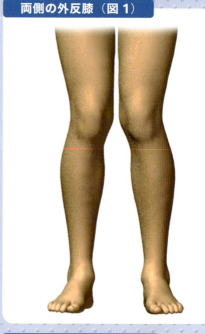

左片脚立位での外反傾向増大（図2）

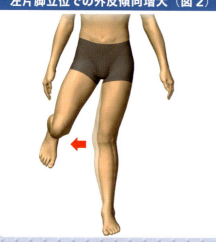

正常膝と外反膝（図3）

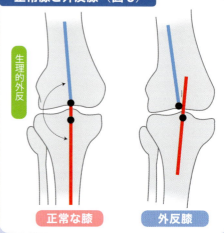

PART 5 立位姿勢の評価と修正エクササイズ

エクササイズ 1 　膝関節の構造的外反の修正
運動併用モビライゼーション

外側の圧縮ストレスによる痛みを軽減し、正しい運動軸で屈伸ができるようにします。患側の同側に立ち、脛骨近位から治療者の殿部にベルトを回します。患者の膝の腹側に手をおき、大腿を固定します。ベルトを治療者方向に引くことで、脛骨を外側に滑らせ、同時に足首を操作して下腿が垂直になるように操作します。脛骨を外側に滑らせたまま、患者には自動で膝の屈伸を行ってもらいます。治療者はその動きを介助します。屈曲の最終域では、脛骨を内側に滑らせる力を少し強めてください。10回を1セットとして3セット行います。

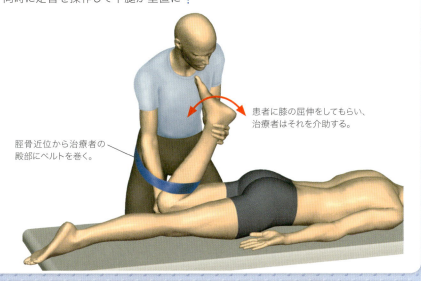

脛骨近位から治療者の殿部にベルトを巻く。

患者に膝の屈伸をしてもらい、治療者はそれを介助する。

エクササイズ 2 　膝関節の構造的外反の修正
自己矯正モビライゼーション

座位で両足底をくっつけます。手を膝下の下腿内側に置きます。両手で下腿を外側方向に5秒間押して、外反膝を矯正していきます。10回を1セットとして3セット行います。

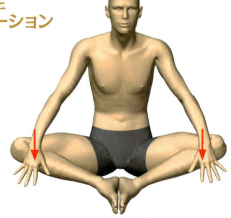

193

膝関節と足関節のアライメント不良と修正エクササイズ ❾
運動連鎖に伴った膝関節の機能的外反

下行性運動連鎖、上行性運動連鎖によって生じる

骨盤の前傾または前方回旋によって大腿筋膜張筋が短縮し、大殿筋が延長位で筋力低下があることによる下行性運動連鎖、あるいは足部の回内（踵骨外反）からの上行性運動連鎖によって生じます。

足部の回内（踵骨外反）による扁平足がある場合、脛骨の軸に沿って近位に過度の内旋を引き起こし、外反膝と内側の脛骨大腿関節の離開を生じることになります（右図）。

この過回内は（歩行中）、立脚期の間の脛骨内旋を生じ、脛骨大腿関節に外反の力を伝えます。過回内足では、立脚中期を過ぎても回内のままで、回外運動が生じません（通常は、回外運動が生じて脛骨に外旋が生じます）。距骨下関節の過回内と過度の脛骨内旋は、大腿筋膜張筋の起始と腸脛靱帯の停止部の直線距離を増やし、過度に緊張させます。これは、大腿筋膜張筋－腸脛靱帯複合体が、股関節の水平方向の安定化に寄与する他の大腿外側筋群と共に立脚後期に引き合うことで生じま
す。大腿筋膜張筋－腸脛靱帯複合体の緊張は、大転子または大腿骨外側上顆を越える際に過度の摩擦を生じることになりかねず、腸脛靱帯ストレス症候群の原因としても関与します。

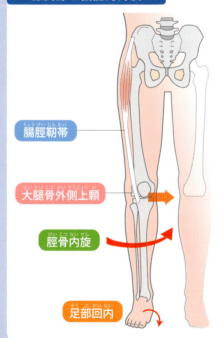

上行性運動連鎖に伴った膝関節の機能的外反

- 腸脛靱帯
- 大腿骨外側上顆
- 脛骨内旋
- 足部回内

1 運動連鎖に伴った膝関節の機能的外反の修正

骨盤下制位の「足部から骨盤への運動連鎖エクササイズ」（→ P.162 ）に準じます。

194

膝関節と足関節のアライメント不良と修正エクササイズ ⑩
代償に伴った膝関節の機能的外反

姿勢性外反膝が生じる原因

股関節内旋筋群が延長して筋力低下がある場合、股関節は外旋位になります。股関節外旋位で膝の力を抜くと内反膝になりますが、膝関節を過伸展すると外反膝になります（右図）。このような姿勢性外反膝は、大腿骨外旋、足回外、膝過伸展の組み合わせで生じます。大腿骨外旋によって、膝関節軸は前額面に対して斜めになり、過伸展によって膝は内転位になります。

この場合、股関節周囲の筋バランスを整えて内旋筋群を強化するエクササイズが重要となります。

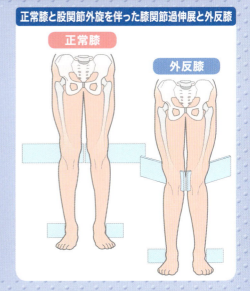

正常膝と股関節外旋を伴った膝関節過伸展と外反膝

正常膝 / 外反膝

エクササイズ 1　股関節内転・内旋筋群のエクササイズ

側臥位となり、両側の大腿と膝の間に枕を挟みます。上側の股関節を内転・内旋させながら枕を押しつぶしてください。
この肢位で最低5秒間は止めてください。10回から開始し、徐々に回数を増やします。

5秒間保持の間に、息は止めないようにします。さらに強度を上げるには、下側の股関節を内転・内旋させながら枕を持ち上げるように力を入れます。上側の下肢でも押し返すとさらに抵抗が強まります。

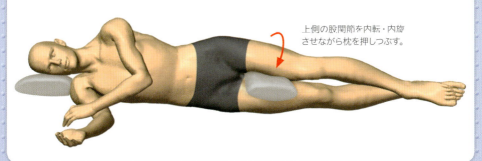

上側の股関節を内転・内旋させながら枕を押しつぶす。

膝関節と足関節のアライメント不良と修正エクササイズ ⓫
長軸アーチ 扁平化（扁平足）

扁平足とは？

足関節が回内位で踵骨が外反する足関節のアライメントです（図1）。足底のアーチが低下し、足底が扁平化するため**扁平足**とも呼ばれます。

右足部回内（踵骨外反）（図1）

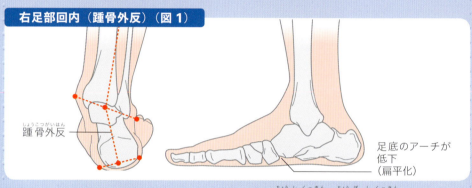

踵骨外反

足底のアーチが低下（扁平化）

長軸アーチ扁平化のメカニズム

距骨は前方①と内方⑤に滑り、踵骨は後方に回転します②。踵舟靱帯は緊張し、舟状骨は下がり③、後脛骨筋は延長位になり筋力低下が生じます。その結果、内側縦アーチは下がり、足底腱膜が伸ばされ④、長趾屈筋や長母趾屈筋も延長位になります。内側楔状骨も低下するため、前脛骨筋も延長位になります。踵骨は外反し⑥、三角靱帯⑦と距踵靱帯⑧に緊張が生じます（図2）。距骨が前内方に滑り、前足部が外転して、横アーチも低下します。

また、外反母趾も併発し、母趾内転筋は短縮して、母趾外転筋は延長します（図3）。

扁平足の機序（図2）

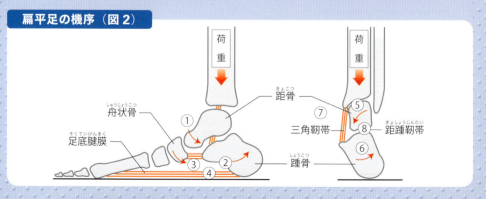

PART 5　立位姿勢の評価と修正エクササイズ

外反母趾（図3）

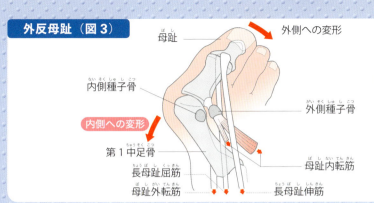

外反母趾によって、母趾内転筋は短縮し、母趾外転筋が内転作用を持つようになり、外転に戻せなくなる。

母趾
外側への変形
内側種子骨
外側種子骨
内側への変形
第1中足骨
母趾内転筋
長母趾屈筋
母趾外転筋
長母趾伸筋

エクササイズ 1　タオルギャザー

後脛骨筋、長趾屈筋、長母趾屈筋、前脛骨筋（→P.199）を強化して骨のアライメントを修正し、扁平足を治します。
エクササイズとしては、タオルギャザーを実施します。まず長趾屈筋、長母趾屈筋を収縮させて、全足趾を屈曲させることでタオルをつかみます（**1**）。これによって、内側アーチが縮まる方向に力が入ります。
次にタオルをつかんだままで、踵はつけたまま足関節を背屈します。これによって後脛骨筋と前脛骨筋が収縮して、内側縦アーチをさらに高くすることになります（**2**）。さらに指を伸展・外転させることでタオルを離します（**3**）。これによって母趾外転筋も鍛えることにつながります。手前に引き寄せられたタオルは、反対の足で元の位置に戻してください。
この一連の動作を20回以上繰り返してください。できるようになれば20回を3セット行うようにしてください。

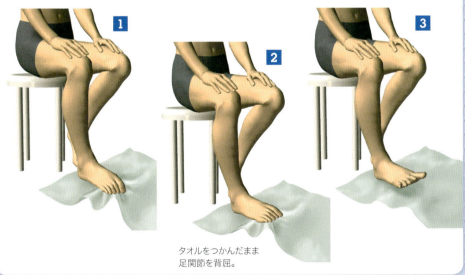

タオルをつかんだまま足関節を背屈。

膝関節と足関節のアライメント不良と修正エクササイズ ⑫

長軸アーチ 高位化（凹足）

凹足とは？

凹足は、足部が回外して、足の縦アーチが極端に高くなった状態（**ハイアーチ**）です（図1）。股関節と膝関節を屈曲しても平坦にはなりません。

原因の一つに**巻き上げ機構**の作用があります（図2）。足底腱膜は踵骨から足趾の基節骨に付着しています。踵挙上後、足底腱膜は背屈した中足骨頭の周りを回って、ケーブルのように遠位に巻き上げます。中足趾節関節の背屈は踵骨を前足部

右足部回外（踵骨内反）（図1）

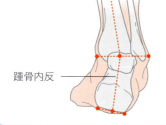

踵骨内反

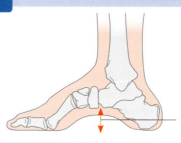

足の縦アーチが極端に高い。

巻き上げ機構による凹足（図2）

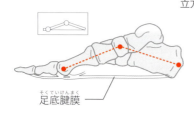

足底腱膜

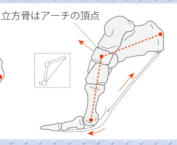

立方骨はアーチの頂点

エクササイズ 1 凹足、つま先立ちの修正

凹足で硬くなった足部に対しては、関節モビライゼーションや、後脛骨筋・長趾屈筋・長母趾屈筋のマッサージ、ストレッチングが必要となります。
つま先立ちの際に後脛骨筋・長趾屈筋・長母趾屈筋を過剰に使用する場合は、つま先立ちの修正として、足趾をなるべく使用しないで踵だけを引き上げるように下腿三頭筋を使わせることが大切になります。

PART 5　立位姿勢の評価と修正エクササイズ

に近づけ、結果的にアーチの高さを増加させます。これにより足部は剛性が高められ、歩行時の蹴り出しの際にテコとして機能しますが、この状態が過剰になってしまうのがハイアーチです。このような状態は、ハイヒールの常用者やプロダンサーのように足を過度に使用する職業の人にもよく見られます。

　例えば、つま先立ちになる際に、踵骨を天井方向に持ち上げるように下腿三頭筋（→P.182）を使用するのではなく、足趾で床を押しつけるようにして踵を上げる人は、結果的に、後脛骨筋・長趾屈筋・長母趾屈筋（図3）を使用することになり、下腿三頭筋が弱化することになります。ハイヒールの常用者も、下腿三頭筋で底屈する代わりに靴の形で底屈位になるので、結果的に下腿三頭筋を使用しなくなるのです。

　この状態が長く続くと、後脛骨筋・長趾屈筋・長母趾屈筋の拮抗筋の長趾伸筋や前脛骨筋は延長位となり、足関節背屈の可動域制限も生じることになります。

足関節の動きに関わる筋（図3）

右脚前面深部

- 長趾伸筋
- 長母趾伸筋
- 短腓骨筋

右脚後面深部

- 脛骨
- 腓骨
- 後脛骨筋
- 長趾屈筋
- 長母趾屈筋
- 踵骨

199

膝関節と足関節のアライメント不良と修正エクササイズ ⑬
水平面上での軸の回旋 脛骨捻転

脛骨が外捻しているために起こる

矢状面で膝関節は正しいアライメントにありますが、脛骨そのものが外捻（外に向いて捻れている）しているため、足部は外側を向いているアライメントです（図1）。脛骨の遠位が近位に対して20～40°以上の外捻は異常です。足部外旋位で股関節と膝関節を屈曲していくと、膝関節は正しいアライメントを保ったままです（図2）。しかし。足部を正しいアライメントにするために足先を前方に向けると、膝は内側を向いてきます（図3）。この状態から股関節と膝関節を屈曲していくと、膝関節同士がくっついてきます（図4）。

このような場合には、無理に足部のアライメントを修正しようとすると膝関節に異常が生じてきますので、足部のアライメントは修正してはいけません。

正常膝と股関節外旋を伴った膝関節過伸展と外反膝

図1
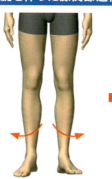
矢状面で膝関節は正しいアライメントだが、脛骨が外捻しているため、足先は外側を向いている。

図2
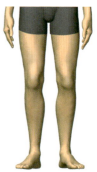
足部外旋位で股関節と膝関節を屈曲していくと、膝関節は正しいアライメントを保ったまま。

図3
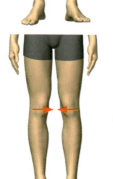
足部を正しいアライメントにするために前方に向けると、膝は内側を向いてくる。

図4
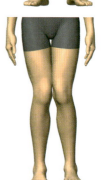
この状態から股関節と膝関節を屈曲していくと、膝関節同士がくっついていく。

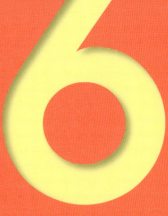

PART 6

| 第6章 |

座位姿勢の評価と修正エクササイズ

この章で学ぶこと
- 理想的な椅子座位姿勢のアライメント
- 座位でよく見られる不良姿勢
- 不良座位姿勢を修正するエクササイズ

座位姿勢のチェック
理想的な座位姿勢と不良座位姿勢

修正エクササイズ P.208〜 P.210〜

理想的な椅子座位姿勢

　理想的で良い椅子座位姿勢は、頸部と体幹は垂直になり、股関節と膝関節がほぼ直角に曲がり、足底が地面についている状態です。つまり、前後左右の筋肉のバランスがとれた状態で、部分的に筋膜や筋が延長したり、短縮していない状態です。頭は身体の真上に乗っていて、頭のてっぺんを糸でほんの軽く引っ張られているイメージで、顎を軽く引き、ねこ背がなく、腰が反ったり丸まったりしていない姿勢が、理想的できれいな姿勢といえます（図1）。椅子の高さ、また作業する際の机の高さは下図の計算式を参考にしてください。

理想的な椅子座位姿勢（図1）

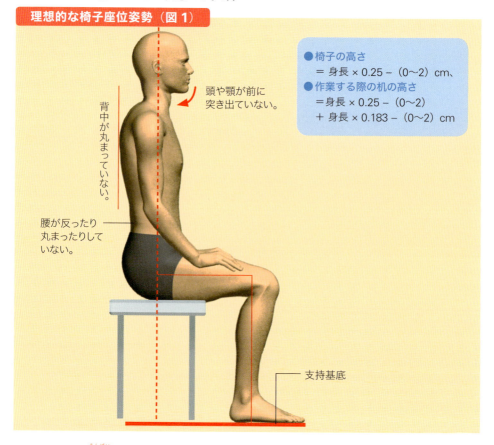

- 椅子の高さ
  = 身長 × 0.25 − （0〜2）cm
- 作業する際の机の高さ
  = 身長 × 0.25 − （0〜2）
  ＋ 身長 × 0.183 − （0〜2）cm

キーワード　円背（えんぱい）…胸椎が生理的な範囲よりも大きく後弯していること。ねこ背。

PART 6　座位姿勢の評価と修正エクササイズ

座位姿勢の評価

矢状面	●頭や顎が前に突き出ていないか。 ●ねこ背（円背）で背中が丸まっていないか。 ●腰が反ったり丸まったりしていないか。　など
前額面	●いかり肩（すくめ肩）でないか。（→ P.170 ） ●なで肩でないか。（→ P.173 ） ●脊柱側弯がないか。（→ P.154 ）　　など

理想的な座位姿勢に関わる筋

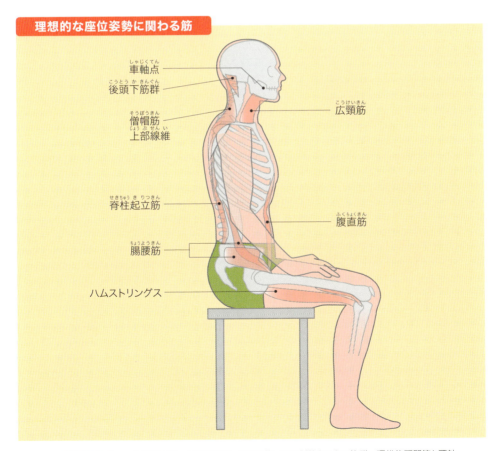

キーワード　後頭下筋群…小後頭直筋、大後頭直筋、上頭斜筋、下頭斜筋からなる筋群。環椎後頭関節と環軸関節の繊細な制御を行う。

203

理想的な座位姿勢と不良座位姿勢

腰部屈曲の不良姿勢

　座位姿勢を直立に保持するには、脊柱起立筋群だけでなく、重心線が支持基底の辺縁に近いため（図1）、腹筋群の緊張も必要となります。また、座位姿勢をしばらく続けるためには、下肢の筋群の活動も必要となります。

　そこで、ヒトは楽な姿勢を求めることになります。つまり、抗重力筋をあまり使わず、しかも重心線を支持基底の中央に近づけるために、胸椎後弯のねこ背になり、頭部前方位姿勢で顎が前に出ます（図2左）。背もたれに深くもたれかかりお尻を前にずらした仙骨座り（図2右）などの不良姿勢をとる人もいます。

　頚椎後面と胸部前面の筋群は硬いかあるいは短縮し、頚椎前面と胸椎後面の筋群は延長位になり筋力低下を生じます。このような状態では肩や首がこり、首が短くなって見えたり、腕も動かしにくくなって二の腕がたるんだり、胸が垂れたり、顔の表情筋が働きにくくなって顔がたるんだり、たれ尻になったりと悪いことばかり起こってしまいます。

　また、立位姿勢と比較すると、座位姿勢は椎間関節にかかる圧力が減少する一方で、椎間板にかかる圧力は増加します。自

腰部屈曲の不良姿勢（図2）

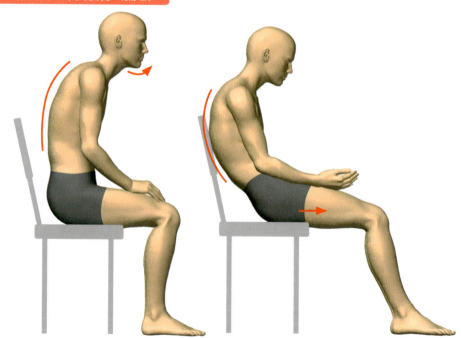

ねこ背　胸椎後弯のねこ背になり、頭部前方位姿勢で顎が前に出ている。

仙骨座り　背もたれに深くもたれかかり、お尻を前にずらしている。

204　キーワード　狭心症　…　胸骨後部に起こる締め付けられるような疼痛発作を主徴とする症候群。

律神経の働きからは、脊柱上部のほうが丸まっていると喘息や狭心症に、脊柱中央あたりが丸まっていると胃下垂や胃酸過多（胸焼け）や十二指腸潰瘍に、腰部が前に丸まっていると膀胱炎や便秘になりやすいこともありますので注意が必要です。

その他よく見られる不良姿勢

このような腰部屈曲とは逆に、重心をさらに前に移動した**反り腰座位**（図3左）や、パソコン作業中に**スフィンクス座位**（図3右）をとる人もいます。反り腰座りになると、頸椎後面と腰部の脊柱起立筋、股関節の屈筋群は硬いか短縮し、頸椎前面と腹筋群、大殿筋は延長位になり筋力低下が生じます。

パソコン作業中に現れる不良姿勢

これらの姿勢は楽かもしれませんが、良い姿勢とはいえません。このような楽で悪い姿勢が習慣化してくると、筋のインバランスを生じることになり、柔軟性低下や筋力低下に加えて、痛みも生じることになります。

座ってパソコン作業をしているときの姿勢を考えてみましょう。作業開始直後は、比較的いい姿勢がとれています（図4左）。

その他よく見られる不良姿勢（図3）

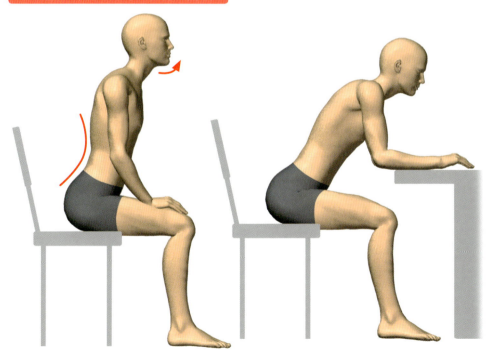

反り腰座位 腰部屈曲とは逆に重心をさらに前に移動した姿勢。

スフィンクス座位 腕を机に乗せて重心をさらに前に移動した姿勢。パソコン作業中によく見られる。

キーワード **胃下垂**… 胃の位置が異常に下がった状態のこと。

理想的な座位姿勢と不良座位姿勢

しかし、椅子座位姿勢は、立位に比べて骨盤が後傾位になるため、腰椎前弯が減少します。1時間後、やや疲れが出てきて、頭部前方位姿勢と胸椎後弯が増加してきます（図4中）。そして2時間後、疲労が蓄積し、背もたれに深く寄りかかるようになります（図4右）。

長時間の作業は、筋疲労を生じて不良姿勢を助長することになります。疲れたら身体を動かす、姿勢を変える、体操をするなどの工夫が必要になります。

頭部前方位姿勢と胸椎後弯姿勢

このように、パソコン作業の代表的な不良姿勢は、頭部前方位姿勢と胸椎後弯姿勢です（図5）。背中は丸まったねこ背で、頭が身体の真上に乗らずに前に出ています。でも、視線はまっすぐ前を見ようとしますから、顎が突き出てしまい、首の後ろが詰まる感じになります。また、肩は前方に巻き込まれたようになります。

顎を前に突き出し鏡をのぞきこんで化粧をする、顎を突き出させるように机の上で頬杖をつく、顎を突き出して携帯電話のメールを打つ、ねこ背で顎を突き出してパソコンやテレビと長時間向き合う、食事のときお茶碗やお皿を持ち上げないで口から近づける、など思い当たる人は要注意です。

立位姿勢でも座位姿勢でも、このねこ背があると、首の後ろの筋肉は短縮し、肩は前に巻き込まれて、顎は前に引っ張られま

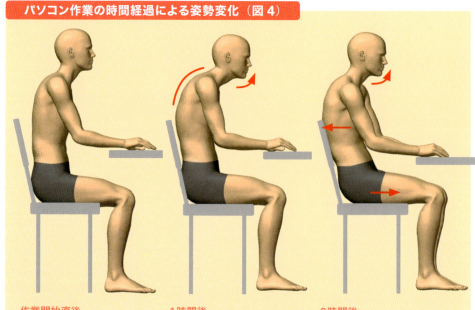

パソコン作業の時間経過による姿勢変化（図4）

作業開始直後
比較的いい姿勢がとれている。

1時間後
やや疲れが出てきて、頭部前方位姿勢と胸椎後弯が増加。

2時間後
疲労が蓄積し、背もたれに深く寄りかかるようになる。

キーワード **頭部前方位姿勢**… 頭部が正常位よりも前に出ている姿勢。 ➡ P.130

す。このような状態では前に引っ張られた頭と肩を支えるために、普通以上に首や肩まわりの筋肉が働かなくてはならなくなり、肩も首もこることになります。

ストレートネックになることも

加えて、ねこ背で頭が前に出ると、頭の重みで頸椎の正常な前弯カーブ（図6左）が失われ、頸椎の中下部は屈曲（前に曲がる）して後弯カーブになります。そして、視線はまっすぐ前を見ようとしますから、頸椎の上部だけが後ろに伸展（後ろに起き上がる）して前弯カーブとなり、顎が突き出る結果となり、頭の付け根あたりが詰まる感じになります。つまり、最初は顎が前に突き出ただけで頸椎の前弯カーブは維持されていたとしても、それに伴い頭の付け根の筋が硬くなり、顎を引くことができなくなり、その状態で顎を引こうとすると、頸椎の上部は屈曲できなくなっているために、頸椎の中下部だけで屈曲することになり、後弯カーブができあがることになるのです。これが、いわゆる**ストレートネック**です（図6右）。そうなると、頭の重さを支えるために、肩だけでなく、首の後ろの筋群にも負担がかかり、首もこることになります。

不良座位姿勢の典型例（図5）

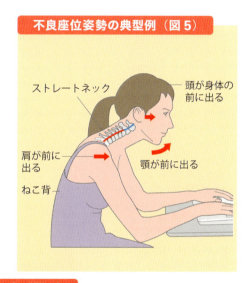

正常な頸椎の前弯カーブとストレートネック（図6）

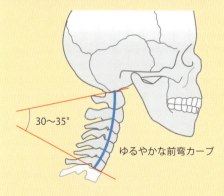

正常な頸椎の前弯カーブ

ゆるやかな前弯カーブを描く。

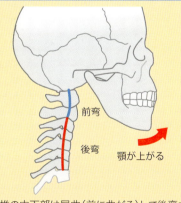

ストレートネック

頸椎の中下部は屈曲（前に曲がる）して後弯カーブになる。頸椎の上部だけが後ろに伸展して前弯カーブとなる。

キーワード **胸椎後弯姿勢**… 胸椎の後弯が増加している姿勢のこと。

不良座位姿勢の修正エクササイズ ❶
肩甲骨周囲血行改善エクササイズ

肩甲骨周囲の血行を改善する

　長時間にわたって同一不良姿勢をとったり、パソコン作業を長く続けたり、長時間料理を作ったり掃除をしたり、悪い姿勢で読書、書き物、編み物、運転などを長く続けていると、肩甲骨周囲の血流が悪くなり、筋群が硬くなってしまいます。それによって、こりや痛みが引き起こされます。このような場合、肩甲骨を挙上・回旋、外転・内転、上方回旋・下方回旋のさまざまな方向に大きく動かすことで、肩甲骨まわりの筋をほぐして血行を良くしていくことが大切になります。

　次の1～3のエクササイズは、作業の合間などに疲れを感じ始めたら実行してください。可能ならば、1～3を連続で行うと効果的です。

エクササイズ 1　肩甲骨2時-6時・10時-6時エクササイズ
（肩甲骨挙上・下制）

椅子に座り、両肩を2時方向に引き上げて5秒止めたら（A）、両肩の力を抜いて6時方向に戻して力を抜きます。次に、両肩を10時方向に引き上げて5秒止めたら（B）、両肩の力を抜いて6時方向に戻して力を抜きます。
この一連の動きを、5～10回繰り返してください。

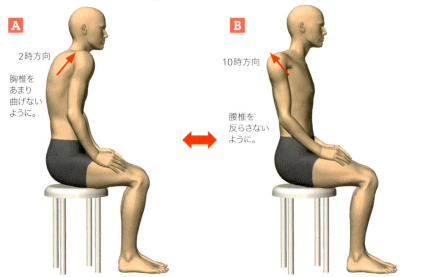

A　2時方向　胸椎をあまり曲げないように。
B　10時方向　腰椎を反らさないように。

PART 6　座位姿勢の評価と修正エクササイズ

エクササイズ 2　肩甲骨平泳ぎエクササイズ
（肩甲骨外転・内転）

椅子に座り、平泳ぎのように両肩甲骨を前に突き出すと同時に、左右の肩甲骨の間を離していき5秒止めます（A）。このとき顎は軽く引いておいてください。次に、両肘を後ろに引くことで、左右の肩甲骨の間を近づけて5秒止めます（B）。このときも、顎は軽く引いておいてください。
この一連の動きを、5～10回繰り返してください。

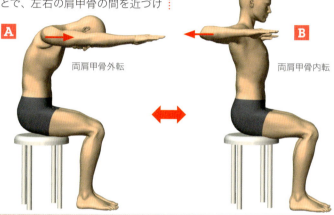

A 両肩甲骨外転　　B 両肩甲骨内転

エクササイズ 3　肩甲骨時計回り・反時計回りエクササイズ
（肩甲骨上方回旋・下方回旋）

一方の腕は、背中の後ろに回すように大きく動かして肩甲骨を下方回旋させます。同時に、もう一方の腕は大きく上げて頭の上を越えるように動かして肩甲骨を上方回旋させます（A）。そこで5秒止めてください。そして、今度は反対側も行いましょう（B）。この一連の動きを、5～10回繰り返してください。
例えば、下方回旋が難しければ僧帽筋上部線維の短縮と肩甲挙筋の筋力低下が、上方回旋が難しければ肩甲挙筋・小菱形筋の短縮と僧帽筋上部線維の筋力低下が疑われます。この場合の僧帽筋上部線維の静的ストレッチングと肩甲挙筋の静的ストレッチングは➡P.171を参考にしてください。

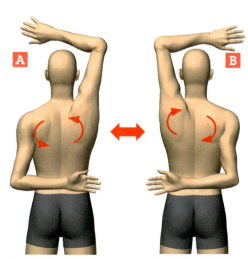

A 左下方回旋・右上方回旋　　B 左上方回旋・右下方回旋

209

不良座位姿勢の修正エクササイズ ❷
ストレートネックや胸椎後弯、頭部前方変位の修正

エクササイズ 1　ストレートネック改善エクササイズ

正しい座位姿勢で座ります。両手でタオルを持って、首の後ろにあてます（**1**）。次に、頸椎全体を伸展するのに合わせて、タオルを前に引きます（**2**）。これによって、頸椎中央の前弯カーブを作ります。それから、タオルは軽く前に引いたままで、胸を張ると同時に、環椎後頭関節を屈曲するために、喉仏に向かって近づけるように顎を引きます（**3**）。この状態で5秒止めてから、リラックスします。これを5〜10回繰り返してください。顎を引くのが難しかったり、痛みが出るようなときは、タオルに加えた力を弱めてください。

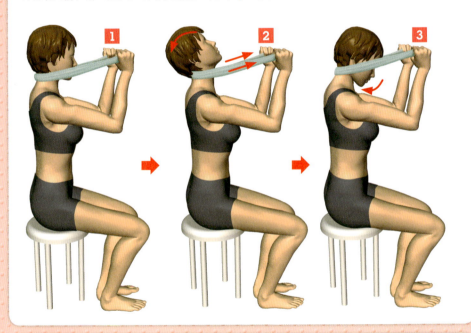

エクササイズ 2　胸椎後弯・頭部前方位を修正するエクササイズ

これらを修正するエクササイズとしては、「頭部前方位・胸椎後弯修正エクササイズ」
➡ P.134 が効果的です。

PART 7

| 第 7 章 |

臥位姿勢の評価と不良臥位姿勢の修正

この章で学ぶこと
- 理想的な背臥位姿勢と不良背臥位姿勢
- 理想的な側臥位姿勢と不良側臥位姿勢
- 不良臥位姿勢を修正するための枕の調整

臥位姿勢のチェック❶
理想的な背臥位と不良背臥位

理想的な背臥位

臥位姿勢には大きく分けて、**背臥位**、**側臥位**、**腹臥位**があります。ここでは、睡眠中によくとられる姿勢である背臥位と側臥位に関して説明します。

背臥位においては、適切な枕を用いて、頸椎に過剰な屈曲や伸展がなく、立位よりもやや前弯を減少させ、顎も軽く引けた姿勢が理想です（図1）。頸椎・胸椎・腰椎のカーブも、正常な緩やかな生理的弯曲が保たれているのが理想です。

理想的な背臥位姿勢（図1）

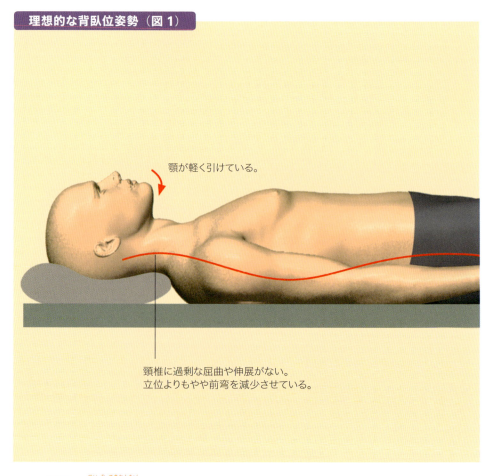

顎が軽く引けている。

頸椎に過剰な屈曲や伸展がない。
立位よりもやや前弯を減少させている。

キーワード **生理的弯曲**… 頸椎・胸椎・腰椎に過剰な屈曲や伸展、側屈などのない正常な弯曲のこと。

枕が原因で生じる不良背臥位

枕を使用しないと、頸椎の伸展が増強し、顎が前に突き出ることになります。胸椎上部では代償として過剰な屈曲を生じてしまいます（図2）。この姿勢は、頭部前方位と胸椎上部屈曲を増強することになります。舌の下方位も生じ、将来的に嚥下障害をきたす可能性があります。

逆に、枕が高いと、頸椎が屈曲位となり、胸椎上部から中部に長い過剰な屈曲を生じ、腰椎の前弯は減少します（図3）。この姿勢は、肩甲挙筋や僧帽筋上部線維に伸張ストレスを生じさせ、ストレートネックとなで肩を助長するおそれがあります。神経も伸張され痛みを生じることがあります。

なお、枕の高さが合っていても、寝具が柔らかすぎると胸部や腰部が寝具に沈み込んでしまい、枕が高く感じますので注意が必要です。

不良背臥位

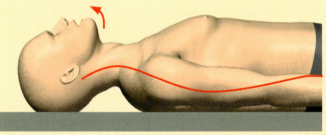

頸椎過伸展（図2）

枕を使用しない頸椎伸展が増強した姿勢
顎が前に突き出て胸椎上部では代償として過剰な屈曲を生じる。

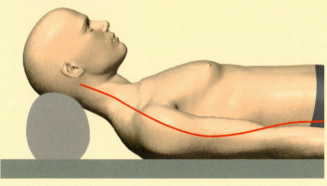

頸椎過屈曲（図3）

枕が高く、頸椎が屈曲位となった姿勢
胸椎上部から中部に長い過剰な屈曲を生じ、腰椎の前弯は減少する。

キーワード　嚥下障害…食物を飲み込んでから胃に送るまでに起こる障害のこと。

臥位姿勢のチェック❷
理想的な側臥位と不良側臥位

理想的な側臥位

　側臥位においては、適切な枕を用いて、頸椎に過剰な側屈や回旋が加わらず、顎も軽く引けた姿勢をとることが重要です。背臥位姿勢と同様に、頸椎・胸椎・腰椎のカーブも正常な生理的弯曲が保たれているのが理想です（図1）。

枕が原因で生じる不良側臥位

　枕を使用しないと、頸椎のベッド側への側屈が増強し、胸椎上部にもその側屈が波及してしまいます（図2）。天井側の椎間関節は離開することで屈曲傾向が増し、ベッド側の椎間関節は圧縮されることで伸展傾向が増すことになります。この姿勢は、側弯症あるいは骨盤の左右差（天井側の腸骨稜が低くなる）が生じる可能性があります。

　逆に、枕が高いと、頸椎の天井側への側屈が増強し、胸椎上部にもその側屈が波及してしまいます（図3）。天井側の椎間関節は圧縮されることで伸展傾向が増

理想的な側臥位姿勢（図1）

顎が軽く引けている。

頸椎・胸椎・腰椎に過剰な側屈や回旋が加わっていない。

キーワード　離開 … 離れたり開いたりする方向への動きのこと。

PART 7 臥位姿勢の評価と不良臥位姿勢の修正

し、ベッド側の椎間関節は離開することで屈曲傾向が増すことになります。この姿勢は、側弯症あるいは骨盤の左右差（天井側の腸骨稜が高くなる）が生じる可能性があります。

枕が原因で生じる不良側臥位

頸椎のベッド方向への側屈（図2）

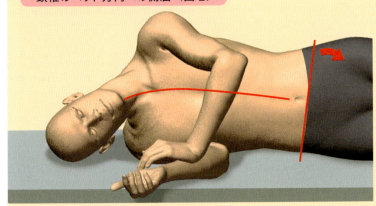

この姿勢が習慣化すると側弯症（→P.154）あるいは骨盤の左右差（天井側の腸骨稜が低くなる）（→P.145）が生じる可能性がある。

頸椎の天井方向への側屈（図3）

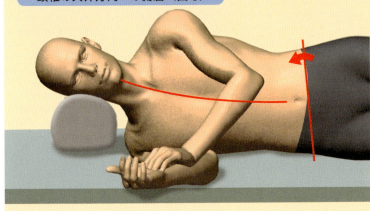

この姿勢が習慣化すると、側弯症あるいは骨盤の左右差（天井側の腸骨稜が高くなる）（→P.145）が生じる可能性がある。

> **NOTE**
> ### 腹臥位は反り腰になりやすい
> 腹臥位で寝るのは悪いということはありませんが、腹臥位は反り腰になりやすいので、反り腰になると痛みがある人にはおすすめしません。ただし、腰部が平らあるいは屈曲気味の人では、腹臥位が楽なこともありますから、ケースバイケースだといえます。

キーワード 圧縮…くっついたり、閉じたりする方向への動きのこと。

215

理想的な側臥位と不良側臥位

同じ側を下にする習慣によって起こる不良姿勢

また、正しい枕の高さでも、いつも同じ側を下にして寝る習慣がある場合には、下方になる肩甲骨が外転して前方に変位し、僧帽筋下部線維や菱形筋が伸張されてしまいます（図4）。あるいは、胸郭が大きく上肢の重いケースにおいては、上になる上肢の重みにより、上方になる肩甲骨が外転方向に引っ張られ、上腕骨頭が前方に変位し、僧帽筋上部線維が優位となり、筋活動が過剰となってしまいます（図5）。

下肢に関しては、天井側の下肢をベッド側の下肢より前にすることで、天井側の寛骨後傾、股関節屈曲・内旋を生じることになります（図6）。これらによって、骨盤の左右の前傾と後傾のインバランスを生じる可能性があります。

同じ側を下にする習慣によって起こる不良姿勢

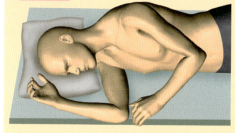

図4

下方になる肩甲骨が外転して前方に変位している姿勢。

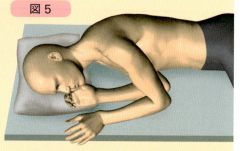

図5

上方になる肩甲骨が外転して前方に変位している姿勢。

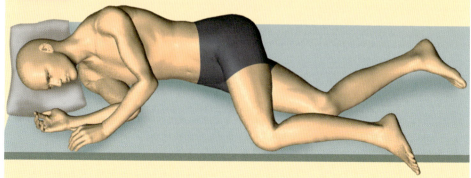

図6

相対的な天井側股関節の屈曲とベッド側股関節の伸展。

不良臥位姿勢の修正

背臥位と側臥位での枕の調整

最初に背臥位で高さを調べる

　寝る姿勢における不良姿勢を修正するには枕選びも重要になります。自分自身にあった高さを確認するには、バスタオルを用いて高さを調整します。背臥位でも側臥位でも理想的な姿勢になれる高さを探すことが大切です。

　バスタオルは、肩口ぎりぎりまでしっかり入れます。横幅は50～60cmくらいが寝返りを打っても頭がはみ出さない幅です。肩甲骨の前傾角度に合わせて、肩甲骨もリラックスできるようにするのが目的です。理想的な背臥位姿勢になるように、バスタオルを組み合わせて傾斜を作ります。傾斜は、15～20°くらいが一般的です（下図左）。喉が詰まる感じがしないか、呼吸が楽かもチェックします。

次に側臥位で高さを調べる

　さらに、背臥位で調整した傾斜が、側臥位になったときにも使えるかがポイントになります。側臥位になっても頸椎の側屈が出ないのが理想的です（下図右）。すなわち、理想的な背臥位姿勢から寝返って側臥位になっても、理想的な側臥位姿勢が保てる傾斜を調整することが大切になります。背臥位から側臥位へ、側臥位から背臥位へと何回か寝返りを打ってみて、微調整を加えて高さを決定しましょう。

　また、腰椎が伸展することで痛みを生じるような場合は、背臥位で膝の下に枕かクッションを入れると痛みが軽減します。側臥位では、膝を曲げて腰椎を屈曲位にするエビ・スタイルも痛みを軽減するのに効果的です。

背臥位で高さを調べる ➡ 側臥位で高さを調べる

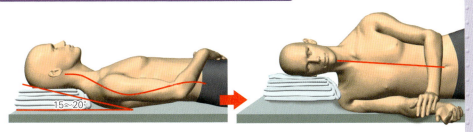

理想的な背臥位姿勢になるように、バスタオルで傾斜を作る。肩口ぎりぎりまでバスタオルを入れて傾斜が15～20°くらいになるように。

＊店で枕の高さを合わせても、ベッドのマットの硬さが異なると自宅では合わないことがあるので、注意が必要。

理想的な背臥位姿勢から寝返って側臥位になっても、理想的な側臥位姿勢が保てる傾斜を調整する。

おわりに

　さて、自分の問題として、治療者の立場として本書の内容はご理解いただけたでしょうか？　参考になりましたか？

　自分自身で自分の不良姿勢に気づいて修正する努力は大切です。治療者の立場からいうと、患者さんの不良姿勢に気がつき、どこに問題があるのかを評価でき、その患者さんに適した修正プログラムを指導することが大切になります。

　不良姿勢のままで運動を指導あるいは実践しても、決して正しい運動パフォーマンスは獲得できません。

　ヒトとしての進化は、二足歩行として与えられた身体のあらゆる器官を正しく使うことです。正しい姿勢と運動、これは不調とおさらばするための基本です。

　本書は正しい姿勢を理解し、不良姿勢を評価でき、正しい修正エクササイズを指導するための教科書です。もちろん、今回書けなかった筋や関節の問題も、まだまだたくさんあります。本書の内容がすべてを網羅しているわけではありませんが、それでも十分参考になる内容だと思います。

　多くの方に本書を活用していいただくことを祈念して筆を置かせていただきます。

竹井　仁

さくいん

英字

- ATP ……………………………………… 85
- Ia抑制　Iaよくせい ……………………… 90
- Ib抑制　Ibよくせい ……………………… 90
- O脚　Oきゃく …………………………… 186
- typeⅠ線維　typeⅠせんい ……………… 56
- typeⅡ線維　typeⅡせんい ……………… 56
- X脚　Xきゃく …………………………… 186

あ行

- アクチンフィラメント ……………… 85・86
- アセチルコリン …………………………… 88
- 圧縮荷重　あっしゅくかじゅう ………… 55
- アデノシン三リン酸 ……………………… 85
- アライメント ……………………………… 24
- 安静立位姿勢　あんせいりついしせい … 24
- 安定性　あんていせい …………………… 28
- 胃下垂　いかすい ……………………… 205
- 椅子座位　いすざい ……………………… 30
- 一関節筋　いちかんせつきん ………… 120
- 運動機能障害　うんどうきのうしょうがい … 33・98
- 運動終板　うんどうしゅうばん ………… 86
- 運動ニューロン　うんどうニューロン … 84
- エラスチン線維　エラスチンせんい … 48・50
- 遠位　えんい …………………………… 103
- 嚥下障害　えんげしょうがい ………… 213
- 嚥下パターン　えんげパターン ……… 131
- 円背　えんぱい ………………………… 202
- 横隔膜　おうかくまく …………………… 57
- 黄色靱帯　おうしょくじんたい ………… 46
- 凹足　おうそく ………………………… 198

か行

- 臥位　がい ……………………………… 14
- 外果　がいか …………………………… 25
- 回旋筋腱板（ローテーターカフ）　かいせんきんけんばん … 167
- 外側翼突筋　がいそくよくとつきん … 130・133
- 外反膝　がいはんしつ ……………… 186・192
- 外反母趾　がいはんぼし ……………… 196
- 外部荷重　がいぶかじゅう ……………… 54
- 外腹斜筋　がいふくしゃきん … 59・110・114・122・128
- 解剖学　かいぼうがく …………………… 18
- 外縫線　がいほうせん …………………… 53
- 外肋間筋　がいろっかんきん …………… 57
- 顎関節　がくかんせつ ………………… 132
- 顎関節痛　がくかんせつつう ………… 121
- 下肢筋　かしきん ………………………… 27
- 過伸張　かしんちょう …………………… 96
- 下腿三頭筋　かたいさんとうきん … 26・182
- 滑走システム　かっそうシステム ……… 51
- 構え　かまえ ……………………………… 14
- 感覚受容器　かんかくじゅようき ……… 36
- 寛骨　かんこつ ………………… 144・146・148・150・152
- 環軸関節　かんじくかんせつ …………… 40
- 間質液　かんしつえき …………………… 48
- 関節窩　かんせつか ……………………… 39
- 関節包　かんせつほう …………………… 46
- 機械的負荷　きかいてきふか …………… 82
- 起始　きし ……………………………… 167
- 拮抗筋　きっこうきん ………………… 92・93
- 基底張力　きていちょうりょく ………… 49
- 脚長差　きゃくちょうさ ……… 144・146・148・150
- 弓状線　きゅうじょうせん …………… 61・63
- 胸郭　きょうかく ………………………… 56
- 胸郭出口症候群　きょうかくでぐちしょうこうぐん … 118
- 胸骨　きょうこつ ………………… 56・99・104
- 胸最長筋　きょうさいちょうきん ……… 64
- 狭心症　きょうしんしょう …………… 204
- 胸腸肋筋　きょうちょうろっきん ……… 64
- 胸椎　きょうつい ………………………… 38
- 胸椎後弯　きょうついこうわん
  ……………… 19・130・134・136・138・140・142・206・210
- 胸椎椎間関節　きょうついついかんかんせつ … 39
- 共同筋　きょうどうきん ……………… 94・98

219

さくいん

胸腰筋膜　きょうようきんまく ……………… 52
棘筋　きょくきん …………………………… 64
棘間靭帯　きょくかんじんたい ……………… 46
棘上靭帯　きょくじょうじんたい …………… 46
近位　きんい ………………………………… 103
筋外膜　きんがいまく ………………………… 48
筋間中隔　きんかんちゅうかく ……………… 50
筋緊張　きんきんちょう ……………………… 28
筋・筋膜のインバランス　きん・きんまくのインバランス
…… 15・82・84・88・92・98・145・155・168・170・173・205・216
筋原線維　きんげんせんい …………………… 85
筋収縮　きんしゅうしゅく …………………… 33
筋周膜　きんしゅうまく ……………………… 48
筋小胞体　きんしょうほうたい …………… 88・89
筋スパズム　きんスパズム ………………… 51・145
筋節　きんせつ ……………………………… 85
筋線維　きんせんい ………………………… 49
筋線維組成　きんせんいそせい ……………… 56
筋内膜　きんないまく ………………………… 48
筋疲労　きんひろう ………………………… 32
筋膜　きんまく ………………… 48・50・52・150
筋膜配列　きんまくはいれつ ………………… 50
筋膜らせん　きんまくらせん ……………… 150
グローバル筋　グローバルきん ……………… 54
脛骨　けいこつ ……………… 182・189・200
頸長筋　けいちょうきん …………………… 141
頸腸肋筋　けいちょうろっきん ……………… 64
頸椎　けいつい ……………… 38・212・214
頸椎前弯　けいついぜんわん ………………… 19
頸椎椎間関節　けいついついかんかんせつ … 38
腱画　けんかく …………………………… 58・63
肩関節　けんかんせつ …………………… 164・166
肩甲骨　けんこうこつ
　…… 96・103・104・142・164・166・168・170・173・176・208・216
肩甲挙筋　けんこうきょきん ……… 165・170・173・174
肩甲舌骨筋　けんこうぜっこつきん ……… 130・133
言語的補足　げんごてきほそく ……………… 83
肩峰　けんぽう ……………… 168・170・173
腱膜　けんまく ……………………………… 59

コア筋　コアきん …………………………… 54
咬筋　こうきん …………………………… 130・133
後傾位　こうけいい ………………………… 106
広頸筋　こうけいきん ……………………… 203
後脛骨筋　こうけいこつきん ……………… 199
膠原線維　こうげんせんい …………………… 42
咬合パターン　こうごうパターン …………… 130
後縦靭帯　こうじゅうじんたい …………… 46・108
抗重力筋　こうじゅうりょくきん …………… 26
抗重力姿勢　こうじゅうりょくしせい ……… 26
拘縮　こうしゅく …………………………… 47
構造的脚長差　こうぞうてききゃくちょうさ … 105・144
交代性　こうたいせい ……………………… 28
後頭下筋群　こうとうかきんぐん ………… 203
広背筋　こうはいきん ……………… 136・138・165
興奮収縮連関　こうふんしゅうしゅくれんかん …… 87
肛門挙筋　こうもんきょきん ……………… 62・65
後弯　こうわん ……………………………… 16
後弯前弯型　こうわんぜんわんがた ……… 106・108
後弯平坦型　こうわんへいたんがた ……… 106・118
股関節脱臼　こかんせつだっきゅう ……… 144
呼吸筋　こきゅうきん ……………………… 57
骨盤　こつばん ……… 66・70・145・158・160・162
骨盤後傾　こつばんこうけい ……………… 118
骨盤前傾　こつばんぜんけい …………… 108・110
骨盤底筋群　こつばんていきんぐん …… 60・62・76
コラーゲン線維　コラーゲンせんい …… 42・48・50
ゴルジ腱器官　ゴルジけんきかん …………… 91

さ　行

座位　ざい ………………………… 14・23・30
最終域感（エンドフィール）　さいしゅういきかん … 41
坐骨結節　ざこつけっせつ ………………… 147
三角筋　さんかくきん ……………………… 166
視覚的補足　しかくてきほそく ……………… 83
弛緩姿勢　しかんしせい …………………… 119
支持基底　しじきてい ……………………… 29
矢状面　しじょうめん …………………… 24・102
姿勢の定義　しせいのていぎ ………………… 14

支帯　したい	48
膝関節　しつかんせつ	180・184・187・188・190・191・192・194・195
質量　しつりょう	29
質量中心　しつりょうちゅうしん	22
自動的制御　じどうてきせいぎょ	36
重心　じゅうしん	22・28
自由神経終末　じゆうしんけいしゅうまつ	50
重心線　じゅうしんせん	22
主要姿勢筋　しゅようしせいきん	27
シュワン細胞　シュワンさいぼう	88
小胸筋　しょうきょうきん	135・141・142・165
小菱形筋　しょうりょうけいきん	165・166・173
触知的補足　しょくちてきほそく	83
深筋膜　しんきんまく	48
神経系　しんけいけい	37・80
神経性制御　しんけいせいせいぎょ	36・80
靱帯　じんたい	46
身体動揺　しんたいどうよう	30
伸張反射　しんちょうはんしゃ	90
新皮質系　しんひしつけい	80
深部筋　しんぶきん	54
髄核　ずいかく	42・44
水平面　すいへいめん	24
すくめ肩(いかり肩)　すくめがた(いかりがた)	170・172
スタビリティ	28・82・95
ストレートネック	207
ストレッチング	89
スフィンクス座位　スフィンクスざい	205
静的安定化機能　せいてきあんていかきのう	52
静的ストレッチング　せいてきストレッチング	90
生理学　せいりがく	19
生理的弯曲　せいりてきわんきょく	19・212
脊柱　せきちゅう	38・40
脊柱管狭窄症　せきちゅうかんきょうさくしょう	47
脊柱起立筋　せきちゅうきりつきん	26・64・141・203
脊柱側弯症　せきちゅうそくわんしょう	154・156
舌骨下筋　ぜっこつかきん	130・133・141
舌骨上筋　ぜっこつじょうきん	130・133・141

線維軟骨　せんいなんこつ	43
線維輪　せんいりん	42
前額面　ぜんがくめん	24・104
前鋸筋　ぜんきょきん	165・177・178
浅筋膜　せんきんまく	48
前傾位　ぜんけいい	106
前脛骨筋　ぜんけいこつきん	26・199
仙骨　せんこつ	62・65
仙骨座り　せんこつずわり	204
前縦靱帯　ぜんじゅうじんたい	46・108
仙椎　せんつい	23
仙尾椎後弯　せんびついこうわん	19
浅部筋　せんぶきん	54
前弯　ぜんわん	16
前弯型　ぜんわんがた	106・108
僧帽筋　そうぼうきん	141・165・166・170・172・175・203
側臥位　そくがい	214・216・217
側頭筋　そくとうきん	130・133
反り腰座位　そりごしざい	205

た 行

体位　たいい	14
体幹　たいかん	14
体幹筋　たいかんきん	26
大胸筋　だいきょうきん	135・141・142
代償　だいしょう	83
大腿筋膜張筋　だいたいきんまくちょうきん	110
大腿四頭筋　だいたいしとうきん	26・124・181
大腿直筋　だいたいちょくきん	110・122・124
大殿筋　だいでんきん	110・112・115・122
大菱形筋　だいりょうけいきん	165・166
立ち直り反射　たちなおりはんしゃ	31
脱分極　だつぶんきょく	90
他動的制御　たどうてきせいぎょ	36
他動的張力　たどうてきちょうりょく	97
多裂筋　たれつきん	60・65
端座位　たんざい	30
恥骨　ちこつ	63
恥骨結節　ちこつけっせつ	146

221

さくいん

恥骨直腸筋　ちこつちょくちょうきん ……………… 62
恥骨尾骨筋　ちこつびこつきん ……………………… 62
中間位　ちゅうかんい ………………………………… 17
中枢神経系　ちゅうすうしんけいけい ………… 37・80
中殿筋　ちゅうでんきん ……………………………… 159
腸骨　ちょうこつ ……………………………………… 145
腸骨尾骨筋　ちょうこつびこつきん ………………… 62
腸骨稜　ちょうこつりょう ……………………… 121・145
長趾屈筋　ちょうしくっきん ………………………… 199
長母趾屈筋　ちょうぼしくっきん …………………… 199
腸腰筋　ちょうようきん …… 17・26・110・114・125・126・203
張力曲線　ちょうりょくきょくせん ………………… 87
椎間関節　ついかんかんせつ ………………………… 38
椎間孔　ついかんこう ……………………………… 42・45
椎間板　ついかんばん ………………………………… 42
椎間板ヘルニア　ついかんばんヘルニア …………… 47
椎体　ついたい …………………………………… 42・44
停止　ていし …………………………………………… 167
動筋　どうきん ………………………………………… 92
頭最長筋　とうさいちょうきん ……………………… 64
等尺性　とうしゃくせい ……………………………… 61
動的安定化機能　どうてきあんていかきのう ……… 52
動的ストレッチング　どうてきストレッチング …… 90
頭部前方位　とうぶぜんぽうい ……………… 130・206・210

な行

内果　ないか …………………………………………… 25
内反膝　ないはんしつ …………………………… 186・189
内腹斜筋　ないふくしゃきん ………………… 59・110・114
内肋間筋　ないろっかんきん ………………………… 57
なで肩　なでがた ……………………………………… 173
ねこ背　ねこぜ …………………………… 82・87・130・204

は行

ハイアーチ …………………………………………… 198
背臥位　はいがい ………………………………… 212・217
背面伸筋群　はいめんしんきんぐん …………… 72・74
ハムストリングス …… 26・94・110・122・124・126・181・203
反射回路　はんしゃかいろ …………………………… 90
ヒアルロン酸　ヒアルロンさん …………………… 48・50

引き込み法（ドローイング・イン）　ひきこみほう … 66・72・112
尾骨筋　びこつきん …………………………………… 62
非対称性　ひたいしょうせい ………………………… 28
腓腹筋　ひふくきん …………………………………… 182
ヒラメ筋　ヒラメきん ……………………………… 182
フィードフォワード反応　フィードフォワードはんのう … 57・80
腹圧　ふくあつ ………………………………………… 60
腹横筋　ふくおうきん ………………………… 60・66・110・112
腹臥位　ふくがい ……………………………………… 215
腹直筋　ふくちょくきん …………… 58・70・110・112・203
腹直筋鞘　ふくちょくきんしょう ………………… 58・63
不良姿勢　ふりょうしせい …………………………… 15
平坦　へいたん ………………………………………… 107
平背型　へいはいがた …………………………… 106・120
変形性膝関節症　へんけいせいしつかんせつしょう … 192
扁平足　へんぺいそく ………………………………… 196

ま行

巻き上げ機構　まきあげきこう ……………………… 198
摩擦抵抗　まさつていこう …………………………… 29
末梢神経系　まっしょうしんけいけい …………… 80
ミオシンフィラメント …………………………… 85・86
モビリティ …………………………………………… 82・95

や行

優位　ゆうい ………………………………………… 96
腰腸肋筋　ようちょうろくきん ………………… 64・110
腰椎　ようつい …………………………… 38・66・70・72・76
腰椎前弯　ようついぜんわん ………………………… 19
腰椎椎間関節　ようついついかんかんせつ ………… 39
腰椎平坦　ようついへいたん ………………………… 120
腰部伸筋群　ようぶしんきんぐん ………………… 111
腰方形筋　ようほうけいきん ……………………… 158
翼状肩甲　よくじょうけんこう ………………… 169・176

ら・わ行

立位　りつい …………………………… 14・24・26・102
菱形筋　りょうけいきん ………………………… 165・166
弯曲　わんきょく ……………………………………… 19

著者紹介

竹井　仁（たけい・ひとし）
理学療法士、医学博士、OMPT、FMT、GPTH

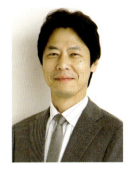

1987 年	東京都立府中リハビリテーション専門学校理学療法学科卒業
同　　年	東京都職員共済清瀬病院リハビリテーション科勤務
1993 年	青山大学文学部第二部教育学科卒業
1996 年	東京都立医療技術短期大学理学療法学科講師
1997 年	筑波大学大学院修士課程教育研究科カウンセリング専攻リハビリテーションコース修了（リハビリテーション修士）
1998 年	東京都立保健科学大学理学療法学科講師
2002 年	東邦大学大学院医学研究科医学博士（解剖学）取得
2005 年	首都大学東京健康福祉学部理学療法学科准教授 首都大学東京大学院人間科学研究科理学療法科学域准教授
2008 年	Kaltenborn-Evjenth International OMT-DIPLOMA 取得
2012 年	首都大学東京健康福祉学部理学療法学科教授 首都大学東京大学院人間科学研究科理学療法科学域教授
2015 年	Fascial Manipulation Level I & II 国際 Teacher 取得

これまでに、アメリカやイタリアにて徒手療法のコースを数多く受講。
現在、日本理学療法士協会専門理学療法士（基礎系、運動器、内部障害系）、認定理学療法士（徒手理学療法）。公益社団法人東京都理学療法士協会副会長。日本理学療法士協会運動器理学療法学会副代表、徒手理学療法部門代表幹事。日本徒手理学療法学会理事長。専門分野は、徒手療法、運動学、神経筋骨関節疾患。整形外科のクリニックでの理学療法業務も行っている。
医学的知識にもとづいた身体のリセット術に関しては、「ここが聞きたい！名医に Q」、「世界一受けたい授業」、「所さんの学校では教えてくれないそこんトコロ」、「主治医が見つかる診療所」、「きょうの健康」、「モーニングバード」、「あさイチ」、「あさチャン」、「健康カプセル！ゲンキの時間」、「ためしてガッテン」、「林修の今でしょ！講座」など約 100 本のテレビ出演や約 200 冊の各種雑誌でも取りあげられている。

主な著書・翻訳書

『触診機能解剖カラーアトラス』（単著、文光堂）／『系統別・治療手技の展開改訂第 3 版』（編集共著、協同医書出版）／『運動療法学』（共著、金原出版）／『運動学』（共著、中外医学社）、『筋膜マニピュレーション』（単訳、医歯薬出版）／『運動機能障害症候群のマネジメント』『続 運動機能障害症候群のマネジメント』（監訳、医歯薬出版）／『運動療法・徒手療法ビジュアルポケットガイド』（単訳、医歯薬出版）／『人体の張力ネットワーク　膜・筋膜　最新知見と治療アプローチ』（監訳、医歯薬出版）／『たるみリセット』（単著、ヴィレッジブックス）／『不調リセット』（単著、ヴィレッジブックス）、『肩こりにさよなら！』（自由国民社）／『「顔たるみ」とり』（講談社）など約 60 冊がある。

スタッフ紹介

本文デザイン●遠藤デザイン事務所
本文組版●オフィスムーヴ 原田高志
イラスト●内山隆弘　金井裕也　山田博喜
編集協力●パケット
編集担当●斉藤正幸（ナツメ出版企画）

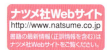

正しく理想的な姿勢を取り戻す 姿勢の教科書

2015年12月10日　初版発行
2017年 7 月10日　第12刷発行

著　者　竹井　仁　　　　　　　　　　　　　©Takei Hitoshi,2015
発行者　田村正隆

発行所　株式会社ナツメ社
　　　　東京都千代田区神田神保町1-52ナツメ社ビル1F（〒101-0051）
　　　　電話　03（3291）1257（代表）　FAX　03（3291）5761
　　　　振替　00130-1-58661
制　作　ナツメ出版企画株式会社
　　　　東京都千代田区神田神保町1-52ナツメ社ビル3F（〒101-0051）
　　　　電話　03（3295）3921（代表）
印刷所　株式会社リーブルテック

ISBN978-4-8163-5925-5　　　　　　　　　　　　　　　Printed in Japan

〈本書に関するお問い合わせは、上記、ナツメ出版企画株式会社までお願いします。〉

〈定価はカバーに表示してあります〉〈落丁・乱丁本はお取り替えいたします〉
本書の一部分または全部を著作権法で定められている範囲を超え、ナツメ出版企画株式会社に無断で複写、複製、転載、データファイル化することを禁じます。